Dr. RUSHIKESH GAIKWAD
Dr. ROHIT DHOOT
Dr. SNEHAL PALWE

Open Apex e a sua gestão

Dr. RUSHIKESH GAIKWAD
Dr. ROHIT DHOOT
Dr. SNEHAL PALWE

Open Apex e a sua gestão

ScienciaScripts

Imprint

Cover image: www.ingimage.com

This book is a translation from the original published under ISBN 978-620-8-06354-2.

Publisher:
Sciencia Scripts
is a trademark of
Dodo Books Indian Ocean Ltd. and OmniScriptum S.R.L publishing group

120 High Road, East Finchley, London, N2 9ED, United Kingdom
Str. Armeneasca 28/1, office 1, Chisinau MD-2012, Republic of Moldova, Europe
Printed at: see last page
ISBN: 978-620-8-11012-3

ÍNDICE

INTRODUÇÃO

A regra de ouro na prática da endodontologia é desbridar e obturar os canais da forma mais eficiente e tridimensional possível, num período de tempo e consultas que sejam razoáveis para o paciente. É razoável assumir que a maioria dos endodontistas adquiriu as competências necessárias para gerir de forma previsível e confortável a maioria dos casos endodônticos nos seus consultórios. No entanto, há um grupo de pacientes que desafia o tratamento de rotina previsível.

A conclusão do desenvolvimento da raiz e o fechamento do ápice ocorre até 3 anos após a erupção do dente (1). O tratamento de lesões pulpares durante este período constitui um desafio significativo para o clínico. Dependendo da vitalidade da polpa afetada, são possíveis duas abordagens- apexogénese ou apexificação Artigo 46 *Mary* Rafter

Como sempre, o sucesso está relacionado com um diagnóstico exato e uma compreensão completa dos processos biológicos a serem facilitados pelo tratamento. Artigo 46.º *Mary* Rafter

O grupo de pacientes que apresenta uma formação apical imatura não vital requer um plano de tratamento especialmente adaptado, diferente dos outros pacientes, necessitando muitas vezes de muito mais de 1 ano para ser concluído, dependendo do grau de imaturidade apical.

Antes de 1966, a gestão clínica de um canal "Blunder buss" exigia normalmente uma abordagem cirúrgica para a colocação de um vedante apical no ápice frequentemente frágil e alargado. O tratamento era complicado quando o manejo do paciente exigia sedação consciente ou anestesia geral, especialmente em crianças.

A apexificação com hidróxido de cálcio (Ca(OH)2 provou ser uma adição fiável e muito bem-vinda ao armamentário terapêutico desde que Frank a descreveu em 1966. **Artigo 33 Howard S. Selden (2002)**

Este processo de encerramento apical natural é mais biológico e menos traumático do que a técnica clássica de apicoectomia e obturação do ápice com guta percha ou amálgama retrógrada

O tratamento endodôntico de dentes com desenvolvimento radicular imaturo sempre foi difícil por várias razões

1.devido às caraterísticas anatómicas do dente em desenvolvimento, a instrumentação mecânica do canal radicular é um desafio.

2. é difícil selar o canal radicular utilizando os métodos de obturação tradicionais devido à ausência de um batente apical.

3. os dentes que ainda estão em desenvolvimento têm paredes finas do canal radicular que são propensas a fracturas.

DEFINIÇÕES

Ápice aberto (rizogénese incompleta)

Refere-se à ausência de desenvolvimento radicular suficiente para proporcionar um afunilamento cónico ao canal e é referido como um canal "blunderbuss" (isto significa que o canal é mais largo em direção ao ápice do que perto da área cervical) **Franklin S. Weine** (6th edition 2004).

Indução da cicatrização apical

Definido como o encerramento apical através da formação de tecido mineralizado e reparação dos tecidos periapicais.

Apexogénese

A apexogénese é "um procedimento vital de terapia pulpar realizado para encorajar o desenvolvimento fisiológico contínuo e a formação da extremidade da raiz" (2).

Maturogénese

tem sido definido como o desenvolvimento fisiológico da raiz, não restrito ao segmento apical. A deposição contínua de dentina ocorre ao longo de toda a extensão da raiz, proporcionando maior força e resistência à fratura**. Artigo 34 Rebeca Weisleder e Claudia R. Benitez**

Apexificação

A apexificação é definida como "um método para induzir uma barreira calcificada numa raiz com um ápice aberto ou o desenvolvimento apical contínuo de uma raiz incompleta em dentes com polpa necrótica" (2).

Apexogénese

Apexificação numa visita

Definido como a condensação não cirúrgica de um material biocompatível na extremidade apical do canal radicular.

Morse et al. 1990

DESENVOLVIMENTO DAS RAÍZES

O desenvolvimento da raiz começa quando a formação do esmalte e da dentina atinge a futura junção cemento-esmalte. Nesta fase, o epitélio interno e externo do esmalte já não estão separados pelo stratum intermedium e pelo retículo estrelado, mas desenvolvem-se como uma parede epitelial de duas camadas para formar a bainha epitelial radicular de Hertwig. Quando a diferenciação das células radiculares em odontoblastos tiver sido induzida e a primeira camada de dentina tiver sido depositada, a bainha epitelial radicular de Hertwig começa a desintegrar-se e a perder a sua continuidade e relação estreita com a superfície radicular. Os seus remanescentes persistem como uma rede epitelial de filamentos ou túbulos perto da bainha epitelial radicular de Hertwig, que é responsável pela determinação da forma da raiz ou raízes.

O diafragma epitelial circunda a abertura apical para a polpa e, eventualmente, torna-se o forame apical. Um ápice aberto é encontrado nas raízes em desenvolvimento de dentes imaturos até que o fechamento apical ocorra aproximadamente 3 anos após a erupção da superfície externa da raiz

Histologicamente, o ápice aberto pode ser mostrado da seguinte forma

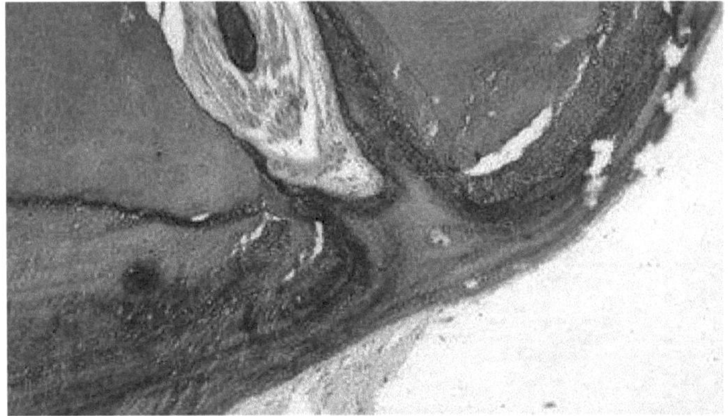

FASES DO DESENVOLVIMENTO DAS RAÍZES - M. Cvek

De acordo com a largura do forame apical e o comprimento da raiz, Cvek classificou 5 fases de desenvolvimento da raiz.

Fase 1

Dentes com abertura apical larga e divergente e um comprimento radicular estimado em menos de ½ do comprimento final da raiz.

Fase 2

Dentes com uma abertura apical divergente e larga, e um comprimento radicular estimado em ½ do comprimento final da raiz.

Fase 3

Dentes com abertura apical divergente e um comprimento de raiz estimado em 2/3rd do comprimento final da raiz.

Fase 4

Dentes com forame apical bem aberto e comprimento radicular quase completo.

Etapa 5

Dentes com foramen apical fechado e desenvolvimento radicular completo.

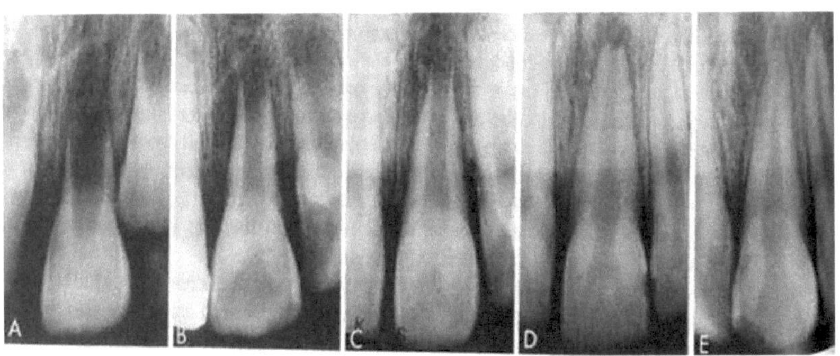
A
B
C
D
E

CAUSAS DE ÁPICES ABERTOS

1. **Desenvolvimento incompleto**

O ápice aberto ocorre tipicamente quando a polpa sofre necrose como resultado de cárie ou trauma, antes do crescimento e desenvolvimento radicular estarem completos (ou seja, durante os estágios 1-4) Algumas outras causas de desenvolvimento incompleto são

dens in - dente

displasia da dentina (tipo II)

Ocasionalmente, pode também formar-se um ápice aberto num ápice maduro (estádio 5) em resultado de

2. **Reabsorção apical extensa**

devido a ortodontia, patose periapical ou traumatismo

FASES DE DESENVOLVIMENTO DAS RAÍZES

A. menos de metade do comprimento final da raiz
B. metade do comprimento final da raiz
C. dois terços do comprimento final da raiz
D. comprimento da raiz quase completo
E. forame apical fechado e desenvolvimento radicular completo

3. Ressecção **da extremidade da raiz**

durante a cirurgia perirradicular

4. **Sobre-instrumentação**
5. **Proximidade da raiz ao osso cortical**
6. **Densidade óssea alveolar**
7. **Morfologia do dente-raiz**

8. Devido às forças ortodônticas - inclui a gravidade da má oclusão, a duração do tratamento, a magnitude da força aplicada, a direção do movimento dentário, a deslocação apical, o método de aplicação da força.

LESÕES PULPARES EM DENTES COM RAÍZES EM DESENVOLVIMENTO

Infelizmente, as lesões traumáticas em dentes permanentes jovens não são incomuns e dizem que afectam 30% das crianças (3). A maioria desses incidentes ocorre antes que a formação da raiz esteja completa (4), na faixa etária de 8 a 12 anos, e envolve mais comumente os dentes anteriores superiores. Essas lesões geralmente resultam em inflamação ou necrose pulpar e subsequente desenvolvimento incompleto da parede dentinária e dos ápices radiculares.

A bainha radicular de Hertwig é geralmente sensível ao trauma, mas devido ao grau de vascularização e celularidade na região apical, a formação da raiz pode continuar mesmo na presença de inflamação pulpar e necrose (5, 6). Devido ao importante papel da bainha epitelial radicular de Hertwig na continuação do desenvolvimento radicular após lesão pulpar, devem ser feitos todos os esforços para manter a sua viabilidade. Acredita-se que ela forneça uma fonte de células indiferenciadas que poderiam dar origem à formação de mais tecido duro. Pode também proteger contra o crescimento de células do ligamento periodontal no canal radicular, o que resultaria na formação de osso intracanal e na paragem do desenvolvimento radicular (7).

A destruição completa da bainha epitelial radicular de Hertwig resulta na cessação do desenvolvimento normal da raiz. No entanto, isso não significa que há um fim da deposição de tecido duro na região do ápice da raiz. Uma vez que a bainha tenha sido destruída, não pode haver mais diferenciação de odontoblastos. No entanto, o tecido duro pode ser formado por cementoblastos que estão normalmente presentes na região apical e por fibroblastos do folículo dentário e do ligamento periodontal que sofrem diferenciação após a lesão para se tornarem células produtoras de tecido duro.

TIPOS DE ÁPICES ABERTOS

Estes podem ser de duas configurações

NÃO É UM BACAMARTE

Ápice amplamente aberto (canais radiculares em forma de cilindro).

BLUNDERBUSS

Ápice em forma de funil (a abertura apical pode ser mais larga do que o orifício coronal do canal radicular (conicidade invertida do canal radicular)

Não é um bacamarte

-as paredes do canal podem ser paralelas ou ligeiramente convergentes à medida que o canal sai da raiz

-o vértice, portanto, pode ser

largo (em forma de cilindro) ou

cónico (convergente)

Canhão

[th]A palavra "blunderbuss" refere-se basicamente a uma arma do século XVIII com um cano curto e largo. A sua origem é a palavra neerlandesa "DONDERBUS", que significa "arma de trovão".

- As paredes do canal são divergentes e alargadas, mais especialmente na direção vestibulolingual
- O ápice tem a forma de um funil e é tipicamente mais largo do que o aspeto coronal do canal.

TYPES OF OPEN APICES
Based on apex shape

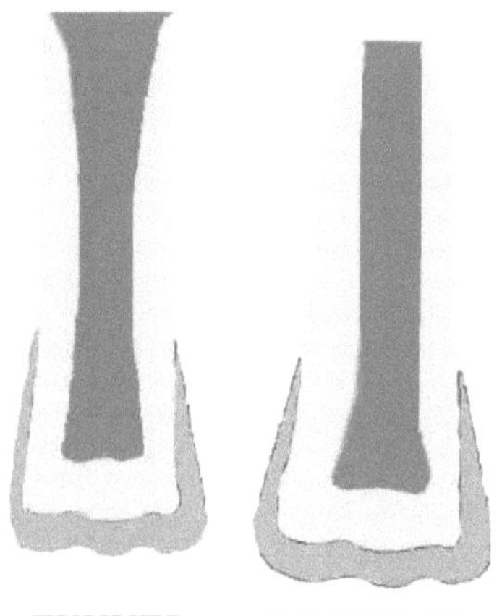

FUNNEL -SHAPED **CYLINDER - SHAPED**

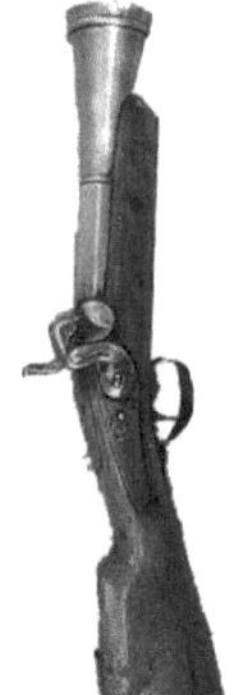

BLUNDERBUSS

derived from the Dutch word ‘DONDERBUS”which means “thunder gun” referring to an 18th century weapon with a short and wide barrel

PROBLEMAS ASSOCIADOS AO ÁPICE IMATURO NÃO VITAL

- Grandes ápices abertos
  - convergente
  - paralelo
  - divergente

- Paredes dentinárias finas
  - que são susceptíveis de fratura antes, durante ou após o tratamento

- Lesões periapicais frequentes
  - com ou sem reabsorção apical associada

- Raízes curtas
  - comprometendo assim a relação coroa/raiz

- Fracturas da coroa
  - comprometer a estética, especialmente na região anterior
  - necessitando de reabilitação pós-endodôntica da coroa e da raiz

- Descoloração em casos de longa duração

DIAGNÓSTICO E AVALIAÇÃO DE CASOS

Nunca é demais enfatizar a importância de uma avaliação cuidadosa do caso e de um diagnóstico pulpar preciso no tratamento de dentes imaturos com lesões pulpares. A avaliação clínica do estado pulpar requer uma história completa dos sintomas subjectivos, um exame clínico e radiográfico cuidadoso e a realização de testes de diagnóstico

Em muitos casos, os sintomas dos pacientes são dor, inchaço ou o aparecimento de uma fístula, e o dente pode estar ligeiramente móvel.

Deve ser obtida uma história clínica precisa da dor. A duração e o carácter da dor e os factores de agravamento e alívio devem ser considerados. A duração da dor pode variar, mas considera-se que a dor que dura mais do que um breve período (alguns segundos) num dente com uma polpa vital é indicativa de pulpite irreversível. Quando a dor é espontânea e intensa, bem como de longa duração, este diagnóstico é quase certo. Se a dor for de carácter latejante e o dente for sensível ao toque, é provável que se trate de uma necrose pulpar com periodontite apical ou abcesso agudo. É necessária a confirmação através de testes objectivos. Estes incluem o exame visual, o teste de percussão e o teste térmico e elétrico da polpa. A presença de uma tumefação ou de um trato sinusal indica necrose pulpar e abcesso agudo ou crónico, respetivamente. A sensibilidade à percussão significa inflamação nos tecidos periapicais. O teste de vitalidade no dente imaturo é inerentemente pouco fiável, uma vez que estes dentes apresentam respostas imprevisíveis ao teste pulpar. Antes da formação completa da raiz, o plexo sensorial dos nervos na região sub-odontoblástica não está bem desenvolvido e, como a própria lesão pode levar a respostas erráticas (9), não se recomenda a confiança excessiva nos resultados dos testes clínicos de vitalidade da polpa, particularmente através da utilização de dispositivos eléctricos de teste da polpa (10). A interpretação radiográfica pode ser difícil. A radiografia pode mostrar uma zona de radiolucência periapical. Uma área radiolúcida normalmente circunda o ápice aberto em desenvolvimento de um dente imaturo com uma polpa saudável. Pode ser difícil diferenciar entre este achado e uma radiolucência patológica resultante de uma polpa necrótica. A comparação com o periápice do dente contralateral pode ser útil.

Infelizmente, não foi possível estabelecer uma correlação estreita entre os resultados destes testes individuais e o diagnóstico histológico (11-13), mas espera-se que, combinando os resultados da história, do exame e dos testes de diagnóstico, possa ser feito um diagnóstico clínico preciso da vitalidade pulpar na maioria dos casos. Quando a polpa é considerada vital, podem ser tentadas técnicas de apexogénese. Uma polpa necrótica condena o dente à apexificação.

DOPPLERFLUXOMETRIA LASER - UMA AJUDA POTENCIAL PARA TESTES DE VITALIDADE E REVASCULARIZAÇÃO DA POLPA

Uma situação particularmente difícil ocorre após uma lesão no dente permanente jovem com um ápice aberto. A revascularização é uma possibilidade e é altamente desejável, não só para manter um espaço pulpar livre de infeção, mas também para permitir que o dente continue a desenvolver-se e a fortalecer-se. Por outro lado, se a vitalidade da polpa for perdida, a infeção resultante iniciará uma reabsorção inflamatória que pode resultar na perda do dente num tempo alarmantemente curto.

Infelizmente, os testes de sensibilidade actuais são maus indicadores de revascularização, o que faz com que muitas polpas que estavam a ser revascularizadas com sucesso sejam removidas desnecessariamente devido à gravidade de permitir que uma polpa se torne necrótica com subsequente infeção e reabsorção inflamatória.

A revascularização é altamente desejável por uma série de razões.

A manutenção da vitalidade assegura um espaço pulpar livre de bactérias, evitando assim a reabsorção inflamatória.

Evitam-se também os custos e o perigo de acidentes processuais da terapia endodôntica.

Além disso, como o desenvolvimento do dente continua, a possibilidade de fratura pós-tratamento devido a paredes dentinárias finas e enfraquecidas é reduzida.

Em dentes permanentes jovens traumatizados, um teste objetivo e fiável do fornecimento de sangue à polpa, permitiria ao clínico diferenciar com precisão entre uma polpa que está a recuperar a sua vitalidade e uma que está a tornar-se necrótica. As decisões de tratamento precoce poderiam então ser tomadas, reduzindo assim a mortalidade dentária.

A fluxometria Doppler a laser é um teste objetivo da presença de glóbulos vermelhos em movimento num tecido, que também tem sido considerado eficaz na deteção da vitalidade da polpa dentária.

Os medidores de fluxo Doppler a laser têm várias vantagens para a utilização clínica do repouso pulpar em medicina dentária. São objectivos, medem diretamente o fluxo sanguíneo e não dependem da resposta do nervo sensorial. Além disso, o procedimento é completamente indolor e deve ser fiável em dentes com ápices imaturos.

50. Mesaros SV, Trope M,

Num caso apresentado por **Mesaros SV, Trope M**, foi utilizado o medidor de fluxo laser Doppler, que se revelou mais eficaz do que o CO_2 , ice na avaliação da ocorrência de revascularização.

Uma criança de oito anos de idade luxou severamente ambos os incisivos centrais superiores. Embora apenas um dos incisivos tenha respondido fracamente ao CO_2 ice 76 dias após o reimplante, o medidor de fluxo Doppler a laser indicou que a revascularização estava a ocorrer em ambos os dentes muito mais cedo. Devido às leituras do laser Doppler, o tratamento endodôntico não foi iniciado e os dentes desenvolveram-se normalmente.

Em média, o sinal de fluxo sanguíneo foi 42,7% menor nos dentes com polpas necróticas em comparação com as medições de polpa vital.

APEXOGENESIS

A apexogénese envolve a remoção da polpa inflamada e a colocação de hidróxido de cálcio no tecido pulpar saudável remanescente. Tradicionalmente, isto implica a remoção da porção coronal da polpa. No entanto, a profundidade a que o tecido é removido deve ser determinada pelo julgamento clínico. Apenas o tecido inflamado deve ser removido, mas a dificuldade em avaliar o nível de inflamação é amplamente reconhecida. No entanto, vários investigadores demonstraram que, após exposições mecânicas da polpa que foram deixadas sem tratamento até 168 h, a inflamação foi limitada aos 2-3 mm coronais da polpa (14). Este facto levou ao desenvolvimento da chamada pulpotomia de Cvek ou rasa, na qual apenas a polpa mais superficial é removida. Os objectivos da apexogénese, segundo Webber (15), são os seguintes:

Manutenção de uma bainha de Hertwig viável, permitindo assim o desenvolvimento contínuo do comprimento da raiz para uma relação coroa/raiz mais favorável.

Manter a vitalidade pulpar, permitindo assim que os odontoblastos remanescentes depositem dentina, produzindo uma raiz mais espessa e diminuindo a possibilidade de fratura da raiz.

Promovendo o fecho da extremidade da raiz, criando assim uma constrição apical natural para a obturação do canal radicular.

Geração de uma ponte dentinária no local da pulpotomia. Embora a ponte não seja essencial para o sucesso do procedimento, ela sugere que a polpa manteve sua vitalidade.

MATUROGENESE

Embora os procedimentos de capeamento pulpar vital e pulpotomia de polpas expostas cariadas em dentes maduros permaneçam controversos, é universitariamente aceite que a terapia pulpar vital é o tratamento de escolha para dentes imaturos (ápices incompletamente desenvolvidos). Sempre que ocorre uma exposição pulpar num dente imaturo, é apropriado utilizar uma técnica clínica que preserve o máximo de polpa vital possível. Este passo permite a continuação da deposição fisiológica de dentina e o desenvolvimento completo da raiz.

Gostaríamos que a maturogénese se tornasse o termo aceite para o tratamento de dentes imaturos com polpa vital. A maturogénese mostra uma preocupação não só com um ápice muito aberto (apexogénese), mas também com raízes com paredes muito finas e fracas. Estes dentes devem ser tratados tendo como principal preocupação o desenvolvimento total da raiz, para que se possa obter uma força radicular suficiente para proteger contra a subsequente fratura da raiz.

Artigo 34 Rebeca Weisleder e Claudia R. Benitez

O tempo total para atingir os objectivos da apexogénese varia entre 1 e 2 anos, dependendo do grau de desenvolvimento do dente no momento do procedimento. O paciente deve ser chamado a intervalos de 3 meses para determinar a vitalidade da polpa e a extensão da maturação apical. Se for determinado que a polpa se tornou irreversivelmente inflamada ou necrótica, ou se a reabsorção interna for evidente, a polpa deve ser extirpada e a terapia de apexificação iniciada.

MÉTODOS PARA O TRATAMENTO DE DENTES COM UM ÁPICE INCOMPLETAMENTE FORMADO (ÁPICE ABERTO) E UMA POLPA NECRÓTICA

Tratamento de dentes lesionados com polpas necróticas e desenvolvimento apical incompleto. Enrique Basrani

De acordo com **Enrique Basrani ,**

Nos dentes que não completaram o desenvolvimento apical, a anatomia das paredes dos canais radiculares pode apresentar-se da seguinte forma.
As paredes apicais são convergentes
As paredes apicais são paralelas
As paredes apicais são divergentes

Quando um batente apical está presente em dentes com paredes apicais convergentes, o canal radicular é obturado por técnicas padrão.

Nos dentes com paredes apicais paralelas, as técnicas de obturação são designadas por cone simples e cone invertido

Em dentes com paredes apicais divergentes, a técnica utiliza uma pasta alcalina

De acordo com Morse et al, existem pelo menos 5 métodos de tratamento de um dente com polpa necrótica e ápice aberto. Estes métodos são

1. **Um cone personalizado (ponta romba, cone enrolado)**

preenchimento do canal radicular com a extremidade grande (romba) de um cone de guta percha ou cones de guta percha personalizados com um selante.

2. **Uma técnica de enchimento curto**

Preenchimento do canal radicular muito aquém do ápice (antes de as paredes divergirem) com guta-percha e selante ou óxido de zinco eugenol (ZOE) apenas.

3. **Cirurgia periapical (com ou sem selagem retrograduada)**

Preenchimento do canal radicular com guta percha e selante tão bem quanto possível e, em seguida, realização de cirurgia periapical com ou sem selagem inversa.

4. **Apexificação (indução do fecho apical)**

Induzir o encerramento apical através da formação de um batente apical [é geralmente utilizado o hidróxido de cálcio, $Ca(OH)_2$)] contra o qual pode ser subsequentemente inserida uma obturação permanente do canal radicular.

5. **Apexificação numa visita**

colocação de uma substância biologicamente aceitável na porção apical do canal radicular (têm sido utilizadas pastilhas dentinárias ou fosfato tricálcico), formando assim uma barreira apical. Segue-se a obturação do canal radicular com guta percha e selante.

I. CONE PERSONALIZADO (PONTA ROMBA OU CONE ENROLADO)

O canal imaturo é complicado por um forame aberto. A abertura apical é

i. Uma terminação não construtiva de um canal tubular (ou)

ii. Forame alargado com a forma de um "bacamarte".

Se a apexificação falhar ou for inadequada, devem ser utilizados métodos especiais para obturar os canais sem o benefício do forame constritivo que serve como uma matriz de confinamento contra a qual se condensar.

A obturação completa requer a utilização das pontas de guta percha maiores, embotadas ou personalizadas ("tailor made") para se adaptarem ao batente apical irregular ou à barreira.

1. pontas rombudas
2. técnica do ponto invertido
3. técnica de moldagem apical
    -por calor
    -por produto químico
4. cone laminado
    -por calor
    -por produto químico
5. guta percha termoplastificada

A compactação lateral a frio não é a técnica de eleição porque

1. A resistência das paredes do canal à pressão lateral é reduzida em dentes imaturos.
2. O maior volume de guta percha requer uma força ainda maior para se deformar.
3. A guta-percha em tamanhos raramente utilizados pode tornar-se frágil no armazenamento e requer uma pressão ainda maior para se deformar.

As técnicas de guta-percha quente são mais adequadas para a obturação de canais e ápices imaturos.

Canais tubulares

SELECÇÃO OU PREPARAÇÃO DO LOCAL DO JULGAMENTO

O grande canal tubular com pouca constrição no forame pode ser melhor preenchido com

1. Pontos de corte:

   Cone de guta percha primário "grosseiro" que foi embotado através do corte da ponta.

2. Rolo de guta-percha feito à medida/cone personalizado.

   Se o canal tubular for tão grande que a ponta de guta-percha maior ainda esteja solta no canal, deve ser utilizada uma ponta feita à medida como "ponta primária".

Este ponto pode ser preparado por

i. Aquecimento

- várias pontas de guta-percha aquecidas e grosseiras são dispostas ponta a ponta, ponta a ponta, sobre uma placa de vidro esterilizada.
- As pontas são enroladas com uma espátula até obterem uma massa em forma de barra.
- Através de aquecimento e enrolamento repetidos, o rolo de guta-percha é formado com o tamanho aproximado do canal a ser preenchido, não devendo existir espaços vazios na massa.
- O rolo deve ser arrefecido com um jato de cloreto de etilo ou água gelada para endurecer a guta-percha antes de ser introduzido no canal.

- Se for fácil de aprofundar mas estiver demasiado solto, é necessário adicionar mais guta-percha.
- Se for apenas ligeiramente grande demais, a superfície exterior da guta percha pode ser amolecida através de um aquecimento rápido sobre a chama (ou) mergulhando a ponta em clorofórmio, eucaliptol ou halotano e forçando o rolo para a posição correta. Com este método, obtém-se uma impressão interna do canal
- É mergulhado em álcool para parar a ação deste solvente.

Um certo encolhimento pode alterar a impressão final e qualquer compactação antes da evaporação do solvente permitirá que o ponto continue a fluir sob pressão.

Desenvolvimento de cone personalizado (De cohen)

- São selecionados dois ou mais cones (normalizados, não normalizados ou uma combinação dos dois), em função da forma do canal.
- Os cones são amolecidos com uma ligeira quantidade de calor até ficarem pegajosos e aderirem uns aos outros.
- Os cones são enrolados e fundidos entre duas placas de vidro com a forma e a conicidade pretendidas. O ângulo entre a laje superior e a laje inferior determina a forma ou a conicidade do canal, enquanto a quantidade de pressão sobre a laje determina a espessura do cone em qualquer ponto do seu comprimento.
- Finalmente, a porção apical do cone é amolecida, quer com produtos químicos quer com calor, e adaptada à forma irregular da porção apical do canal.

- A obturação subsequente do canal pode ser efectuada com compactação lateral ou vertical.

ii. Guta percha plastificada quimicamente a frio

Uma modificação da técnica de compactação lateral envolve a utilização de um solvente para amolecer a ponta de guta percha primária, num esforço para assegurar que esta se adapta melhor às aberrações na anatomia do canal apical. Esta é uma variação de um método de obturação muito antigo, a chamada técnica Callahan - Johnston.

Técnica Callahan - Johnston

Esta técnica foi promulgada pela primeira vez por Callahan em julho de 1911. Utilizava uma mistura de clorofórmio, colofónia e guta percha. O problema com a técnica original centrava-se na utilização de uma quantidade excessiva do solvente clorofórmio, o que resultou numa diminuição de 24% do volume in vitro. O clorofórmio tinha-se evaporado, deixando a guta-percha em pó.

(Para além da técnica de Callahan Johnston) de Weine, 6th Edition.

Guta percha parcialmente dissolvida

Callahan e Johnston sugeriram técnicas que utilizavam solventes com guta percha para preencher os canais. Os solventes eram clorofórmio ou óleo de eucaliptol, que eram colocados no canal com uma seringa, e depois cones de guta percha eram mergulhados no solvente. Da evaporação do solvente e da dissolução da guta-percha solúvel, resultava uma massa espessa e cremosa, que se solidificava para formar a obturação do canal.

Desvantagens

Estudos subsequentes revelaram que uma quantidade considerável de contração se desenvolveu na obturação após a solidificação. Esta alteração dimensional atingiu 7%, o que poderia destruir o selamento apical. Outros estudos indicaram que os solventes utilizados eram mais irritantes para os tecidos periapicais do que a maioria dos selantes de canais radiculares. Por estas razões, as técnicas só raramente foram empregues.

Atualmente, a utilização de solventes é bastante modesta em comparação com os métodos mais antigos.

3 b) AMACIAMENTO E ADAPTAÇÃO QUÍMICOS

Técnica de imersão em clorofórmio

Em geral, a ponta da ponteira é mergulhada no solvente e apenas durante 1 segundo.

Nesta técnica, a ponta primária é cortada e colocada 2,0 mm abaixo do comprimento de trabalho. É então mergulhada no solvente durante 1 e posta de lado enquanto o selante é colocado no canal. Isto permite que o solvente se evapore parcialmente. Demasiado solvente, como acontece com o método de dois ou três mergulhos, aumentará materialmente a fuga. Não só o volume de guta percha diminui à medida que o solvente evapora no canal, como também o selante vaza, provavelmente devido à dissolução do solvente.

Para iniciar a obturação por compactação lateral, é necessário posicionar imediatamente a ponta principal personalizada até ao seu comprimento total medido e, em seguida, afastá-la para permitir que a guta-percha amolecida flua. O expansor é rodado para fora e é seguido por pontos adicionais, expansor e pontos. Uma vez que 2,0 mm da ponta principal foram amolecidos com solvente, esta fluirá para o local para produzir "preenchimentos de guta percha suaves, homogéneos e bem condensados, estreitamente adaptados às configurações do canal interno no terço apical, incluindo o preenchimento de canais laterais, aletas e irregularidades.

De acordo com um estudo efectuado por Metzger et al (1988), a ponta deve ser posicionada e espalhada no prazo de 15 segundos após ter sido amolecida, caso contrário, terá perdido a sua plasticidade. Após 30 segundos de secagem ao ar, muda de forma. Esta simples imersão em clorofórmio encolheu apenas 1,4%.

O principal solvente utilizado nesta técnica é o clorofórmio. Em tempos houve a preocupação de que fosse carcinogénico, mas foi recentemente aprovado para uso clínico em medicina dentária pela FDA, pela administração de segurança e saúde na ocupação e pela ADA. De qualquer forma, outros solventes, como o eucaliptol, o halotano, o xileno e a terebintina rectificada, foram avaliados como substitutos do clorofórmio. A personalização das pontas mestras com solventes melhora o selamento da guta-percha.

De cohen

Os 2 a 3 mm apicais de um cone mestre ligeiramente sobredimensionado são colocados num solvente (por exemplo, clorofórmio, metilclorofórmio, terebintina branca rectificada, eucaliptol) (óleo de eucalipto). Durante cerca de 3 a 5 segundos, é removido e colocado no canal até se obter o comprimento de trabalho com um bom ajuste apical. A posição do cone no canal é marcada no que respeita à profundidade de colocação e à orientação para as curvas. Isto pode ser feito marcando o cone com uma pinça de algodão ou um explorador. O cone é encaixado no canal quando está presente um irrigante para evitar a aderência da guta percha amolecida às paredes do canal e para moderar a ação do solvente. Uma vez encaixado, o cone é verificado radiograficamente, removido e cuidadosamente irrigado com água estéril para eliminar qualquer solvente residual. Também se pode utilizar álcool para remover o solvente e deixar secar o cone mestre durante 1 ou 2 minutos antes da cimentação e compactação.

Principais desvantagens

1. Encolhimento dramático do material amolecido com solvente.
2. Elevada incidência de enchimento excessivo.
3. Potencial toxicidade destes materiais.

4. O forame apical é geralmente mais largo do que o orifício do canal radicular.

Isto impediria a condensação correta da guta-percha e a preparação correta do canal enfraqueceria consideravelmente o dente.

5. Dificuldade de avaliar radiograficamente o ponto de desenvolvimento radicular, pois a formação radicular no plano vestibulolingual é menos avançada do que no plano mesiodistal. A obturação completa desses canais requer uma modificação do cone mestre de guta percha para melhor se adaptar à matriz ou barreira apical irregularmente formada. Isto pode ser conseguido através de

1. Pontos embotados

2. Técnica do ponto inverso

3. Técnica de adaptação apical/técnica de moldagem direta

a. Amolecimento por calor de cones grandes disponíveis no mercado.
b. Amaciamento químico de cones grandes disponíveis no mercado.

4. A criação de um grande cone personalizado

- por calor
- por produtos químicos

Os pormenores de cada técnica são os seguintes

a. Amolecimento e adaptação ao calor

- É utilizada **água quente** para amolecer a porção apical do cone mestre antes de ser colocado no canal. O cone é mergulhado na água (100° a 120° F, 37,8° a 48,8° C) durante 2 a 4 segundos para amolecer apenas as camadas exteriores da porção apical do cone.
- Aquecimento instantâneo sobre a chama

- O ponto final do cone de guta-percha primário é plastificado com um instrumento aquecido.

O canal radicular é seco com papéis absorventes esterilizados e é selecionado um cone principal de guta percha. O cone deve ter um "tug - back" adequado 0,5 mm antes do comprimento de trabalho. A extremidade em forma de lâmina de um instrumento Woodson de aço inoxidável é então aquecida durante 6-7 segundos num esterilizador de sal ou de esferas de vidro (230 - 240° C) e o instrumento quente é utilizado para transferir o calor para a ponta, bem como para a superfície lateral dos 2-3 mm apicais do cone mestre de guta-percha. O tempo de contacto do instrumento aquecido com o cone principal de guta percha é relativamente rápido (1-2 segundos). Nos casos em que o tamanho do cone principal de guta percha é grande, podem ser necessários 2-3 ciclos de aquecimento para plastificar adequadamente a ponta do cone.

Desenvolvimento de Master Cone personalizado (da Weine)

Pode ser obtida uma impressão da porção apical utilizando um solvente e pode ser desenvolvido um cone mestre. O solvente sugerido é o clorofórmio, preferido por ser mais volátil que o xilol ou o óleo de eucaliptol, e por não se desejar que o solvente fique aderido ao cone durante a condensação. O alicate de algodão com trava ou a pinça hemostática também são obrigatórios nesta técnica, pois o cone deve ser inserido no canal várias vezes exatamente na mesma relação espacial. Segurando o cone com um dispositivo de bloqueio e usando alguma porção do dente, normalmente uma ponta de cúspide ou um bordo incisal, como ponto de referência, o dentista pode reinserir o cone no mesmo trajeto com a frequência necessária para obter uma impressão satisfatória.

Um cone mestre com o comprimento e a largura corretos é agarrado com um alicate no comprimento pré-determinado e mergulhado numa placa dappen contendo clorofórmio. Apenas os 5 mm apicais do cone são mergulhados, durante 1 a 2 segundos. O cone amolecido é então colocado no canal preparado com uma ligeira pressão apical, mantido durante alguns segundos e retirado. Este procedimento deve ser repetido pelo menos mais uma vez ou até se obter uma impressão satisfatória. Se tiver sido feita uma preparação correta, o cone assumirá uma ponta pontiaguda e serão observadas estrias ao longo da porção lateral, recapitulando o interior do canal. É aconselhável que o canal seja preenchido com irrigante enquanto a impressão é efectuada. O NaOCl ou a solução anestésica são muito bons para este fim. Caso contrário, parte da guta percha amolecida pode aderir às paredes de dentina seca e causar distorção do cone.

Quando o cone tiver assumido o que parece ser uma forma precisa, é tirada uma radiografia para verificar a correção da posição apical. Durante o tempo em que a radiografia está a ser revelada, o cone deve ser removido do canal e retido no alicate de bloqueio, para que possa ser reinserido corretamente durante a obturação. Nesta altura, qualquer solvente residual volatiliza-se e o cone recupera a sua rigidez original.

Se o cone for demasiado comprido, o dentista normalmente consegue distinguir facilmente o ponto em que passa pelo forame apical. Observa-se uma constrição no cone, com a área após esta constrição a ser irregular e frequentemente com sangue residual. O erro no comprimento de trabalho é calculado e corrigido para o local da constrição. A porção apical do canal é aumentada em mais um ou dois tamanhos e obtém-se outro cone personalizado. Uma vez verificado o seu comprimento correto, o cone é utilizado numa das técnicas de cimentação aceitáveis.

Fazer uma impressão para um cone personalizado

a. Deita-se clorofórmio numa cápsula. Pega-se num cone mestre com o comprimento e a largura corretos com o alicate de bloqueio no comprimento de trabalho e mergulha-se no clorofórmio durante alguns segundos.
b. Enquanto se segura com o alicate de algodão, o cone (ponta amolecida pelo clorofórmio) é inserido no canal com uma ligeira pressão apical. O canal foi irrigado com NaOcl para lubrificação.
c. O cone assume a forma do interior do canal com uma ponta pontiaguda e estrias laterais.
d. Se o cone passar através do ápice para o tecido periapical, o sangue residual é visto perto da ponta. O verdadeiro forame apical é indicado pela constrição antes da indicação de hemorragia. Para corrigir este problema, medir a distância até ao ápice verdadeiro, aumentar vários tamanhos e, em seguida, obter um novo cone personalizado.

2. Técnica do ponto invertido

O tipo particular de canal para o qual este método de limagem é mais aplicável é o canal tubular encontrado no dente que sofreu uma profundidade precoce da polpa, ou um que foi "ressuscitado" pela apexificação, como citado acima.

Como ponto primário, é selecionado um cone de guta percha "grosseiro" e a extremidade serrilhada do ponto é cuidadosamente removida com um bisturi. A ponta é invertida e experimentada no canal, ou seja, deve ir visivelmente até à profundidade máxima, mas parar mesmo antes do ápice. Deve apresentar "Tugback" quando se tenta removê-la. Finalmente, deve aparecer na radiografia como estando na posição ideal para obliterar a área do forame do canal.

Se se pensar que o ponto invertido preenche corretamente os requisitos de um ponto primário, o canal é generosamente revestido com cimento e o cimento revestido é lentamente empurrado para a posição completa. Este ponto pode atuar como um êmbolo devido à forma do canal e ao ajuste apertado do ponto. Se a ponta for colocada lentamente, relativamente pouco cimento será forçado para dentro do tecido perirradicular.

Quando o ponto invertido primário estiver no sítio, devem ser adicionados cuidadosamente pontos adicionais de guta percha por condensação lateral com a espátula. Nesta altura, é muito importante marcar o comprimento do dente na espátula. Assim, o instrumento não penetrará no tecido perirradicular. A espátula é usada repetidamente seguida de pontos auxiliares de guta percha até que o canal esteja totalmente obliterado. O erro comum nesta técnica resulta do receio de um enchimento excessivo. É aplicada uma pressão insuficiente durante as condensações laterais, resultando numa obturação mal condensada. Isto, por sua vez, permite fugas subsequentes e falha do uncrates.

Obturação de um grande canal radicular utilizando um cone de guta percha invertido e embotado.

O cone invertido deve preencher adequadamente o espaço apical do canal. O espalhador deve alcançar até 1,0 mm do forame.

a. Obturação total com pontos adicionais. O excesso de guta-percha e de selante é removido da coroa preenchida através de compactação vertical com um tampão grande.

5. Método especial de obturação de canais tubulares com ápice fechado

Simpson T e Natkin E. (1972)

Simpson e Nathin sugeriram uma técnica de obturação especializada para os dentes com canais tubulares mas com ápices fechados. Estas são as raízes que originalmente tinham a forma de um arco, mas que foram induzidas a completar o seu crescimento através da introdução no canal radicular de um químico biologicamente ativo, como o hidróxido de cálcio.

O canal é inicialmente preenchido com um rolo de guta-percha aquecido e amolecido, cimentado no local e várias vezes no orifício do canal com uma escavadora de colher quente. Utilizando um obturador pesado, a guta-percha é forçada até ao ápice e compactada no local. A pressão exercida com o obturador deixará um vazio no centro da massa quando o obturador for removido com um movimento de torção. Pode ser necessário segurar a guta percha no sítio com um explorador quando se retira o obturador. O obturador é mergulhado em pó de oxifosfato de zinco para evitar a aderência e, em seguida, utilizado para colapsar a guta percha no espaço criado pela obturação inicial. Se a guta-percha começar a endurecer, o obturador é aquecido para compactar melhor o enchimento. Com uma forte pressão vertical, todo o canal é obturado e o excesso de guta-percha é raspado ao nível da gengiva.

a. Utiliza-se um grande obturador a frio para forçar a guta-percha feita à medida, amolecida pelo calor, até ao ápice.

b. A remoção do obturador por torção deixa um vazio central

c. O obturador é utilizado para colapsar a guta-percha no vazio.

d. Para compactar ainda mais o enchimento, pode ser utilizado um tampão aquecido.

e. Obturação final através da adição de secções de guta percha com compressão vertical.

CUSTOMIZED CONE

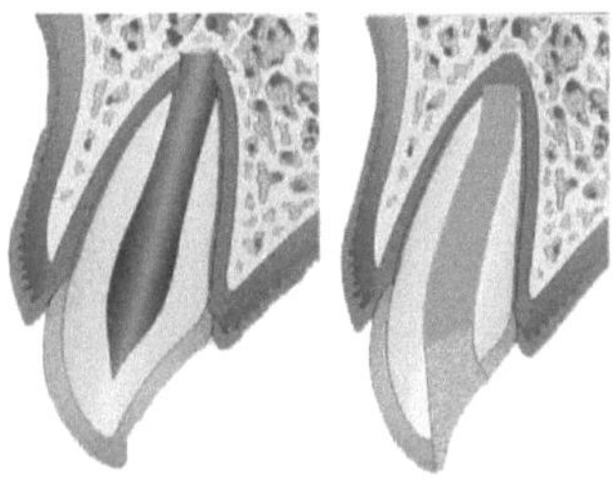

CUSTOMIZED CONE TECHNIQUE

1.Blunted points
2.Inverted point technique
3.Apical impression technique
   -by heat
   -by chemical
4. Rolled cone
   - by heat
   - by chemicals
5. Thermoplasticized gutta percha

Disadvantages

1.Shrinkage of the solvent softened material.
2.High incidence of overfilling.
3.Potential toxicity of these materials.
4.Incomplete obturation as the apical foramen is generally wider than the root canal orifice and more in the buccolingual direction.

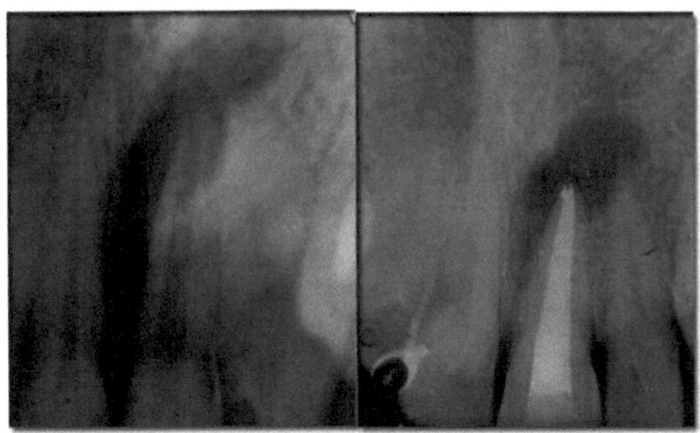

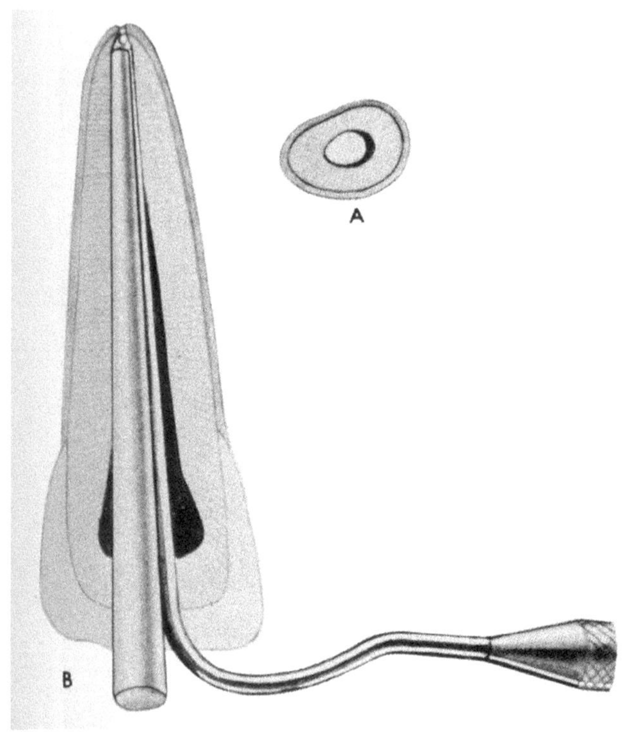

A. Secção transversal do canal tubular de um dente "jovem", de forma ovoide.
B. Cone de guta-percha "grosseiro" e embotado ou cone feito à medida utilizado como ponto primário, seguido de espalhamento e pontos adicionais para obturar totalmente o espaço ovoide. Compactação vertical final com um tampão grande.

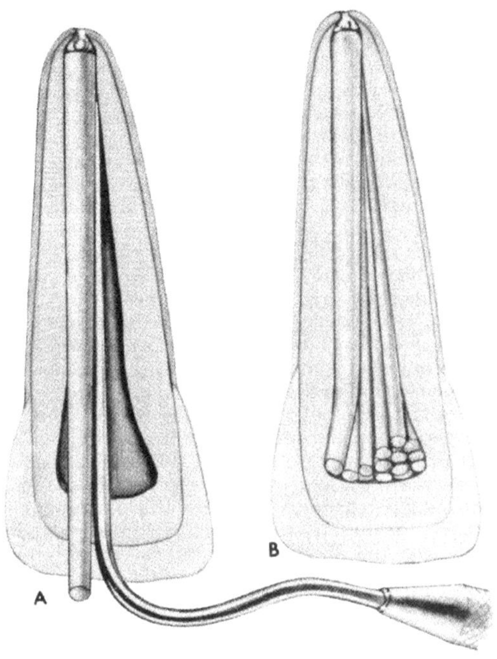

Obturação de um canal radicular de grandes dimensões utilizando um cone de guta-percha invertido e embotado.

A. O cone invertido deve preencher adequadamente o espaço apical do canal. O espalhador deve alcançar até 1,0 mm do forame
B. obturação total com pontos adicionais. O excesso de guta-percha e de selante é removido da coroa preenchida através de compactação vertical com um tampão grande.

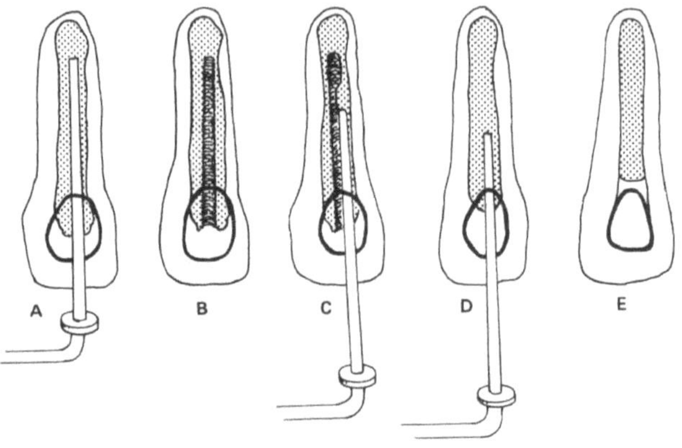

Método especial de obturação de canais tubulares com ápice fechado.
Por Simpson e Natkin

A. Utiliza-se um grande obturador a frio para forçar a guta-percha feita à medida, amolecida pelo calor, até ao ápice
B. a remoção do obturador por torção deixa um vazio central
C. O obturador é utilizado para colapsar a guta-percha no vazio
D. pode ser utilizado um dispositivo de obturação aquecido para compactar ainda mais o enchimento
E. obturação final com secções adicionais de guta percha com compactação vertical

II. TÉCNICA DE ENCHIMENTO CURTO

Moodnick propôs a remoção da maior parte do tecido necrótico e a obturação do canal radicular até ao ápice com guta percha. Defendeu a utilização de Diaket (Premier Dental Products), um composto de beta-cetonas e óxido de zinco, em vez de guta percha para melhorar a cicatrização. No entanto, com uma obturação incompleta, os micróbios podem permanecer na parte apical do sistema de canais radiculares e a cicatrização pode não ocorrer ou pode ocorrer mais tarde uma avaria periapical.

SHORT-FILL TECHNIQUE

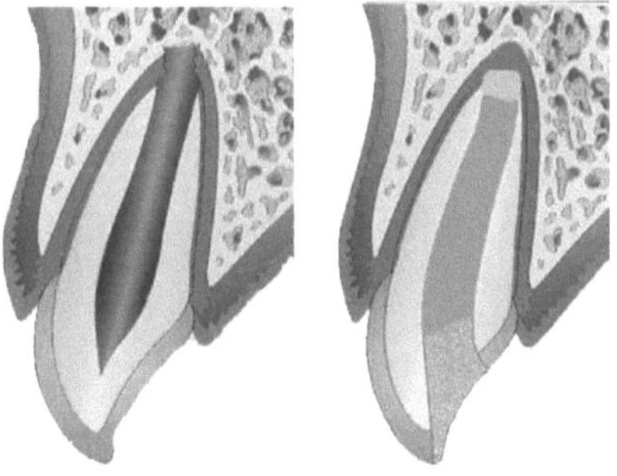

- proposed by Moodnick(1963)
- filling short of apex with gutta percha/zinc oxide containing compound

Disadvantage

1.incomplete obturation
2.microbes can be left remaining within the apical part
3.healing may not take place or periapical breakdown may occur later.

III. CIRURGIA ENDODÔNTICA EM DENTES IMATUROS

A idéia de manipulação cirúrgica e reparo de um dente incisivo com ápice aberto não é um conceito novo, mas um conceito que existe há bastante tempo. Frank e Leubke, durante a década de 1960, apresentaram casos envolvendo incisivos necróticos com ápices imaturos e discutiram a sua intervenção cirúrgica e reparação com amálgama. No entanto, esta alternativa de tratamento nunca se tornou popular ou aceite. A apexificação com hidróxido de cálcio tornou-se o padrão para o tratamento desses casos. Retrospetivamente, uma das razões para o abandono de um tratamento tão prático de uma consulta foi a má seleção dos pacientes. Mas o mais importante é que a amálgama que foi utilizada como material de reparação apical nestes casos específicos era, e é, inadequada.

(ANTERIORMENTE) RAZÕES PARA NÃO DEFENDER A APRAXIA CIRÚRGICA

Artigo 36.º

I.C. Mackie, E.M. Bentley e H.V. Worthington.

1. Relativamente às raízes já encurtadas, uma redução adicional durante a apicectomia poderia resultar numa relação coroa/raiz inadequada.
2. A anestesia geral é frequentemente necessária para a apicectomia nestes doentes jovens e a cirurgia pode ser física e psicologicamente traumática para o doente jovem.
3. O doente jovem não é suscetível de colaborar.
4. A cirurgia removeria a bainha da raiz e impediria a possibilidade de um novo desenvolvimento da raiz.
5. As paredes apicais de um canal radicular imaturo são finas devido à falta de aposição da dentina e podem partir-se quando tocadas por uma broca rotativa.

6. As paredes finas são propensas à fratura durante a preparação de um rebaixo para o selamento apical da amálgama
7. As paredes finas dificultam a condensação de um material retrógrado como a amálgama. Isto pode resultar numa vedação inadequada.
8. O tecido peri apical pode não se adaptar à superfície larga e irregular da amálgama.
9. A expansão retardada da amálgama e os seus efeitos nas paredes finas do canal radicular destes incisivos imaturos.
10. O fenómeno bem reconhecido da tatuagem gengival argirofílica era uma sequela clínica comum e inaceitável da reparação apical de amálgama em dentes com ápices imaturos.

Atualmente, com o declínio da utilização da amálgama como material retrógrado e com a disponibilidade de materiais de obturação retrógrados mais recentes, o tratamento cirúrgico destes dentes num modelo de apexificação de um passo está a ser considerado como uma alternativa possível.

Indicação

- Inicialmente, quando grandes lesões apicais crónicas estão presentes num dente imaturo numa fase evolutiva, que já não corresponde à idade do paciente.
- Em segundo lugar, após o fracasso da apexificação.

Vantagens

- Rapidez de tratamento com menos consultas do que no tratamento por apexificação.
- Redução do risco de fracturas através do reforço das paredes da dentina com materiais de ligação à dentina como o GIC.
- Supressão imediata de lesões periapicais
- Uma barreira apical eficaz e fiável, que garante uma melhor e mais fácil obturação tridimensional do canal.

Possíveis causas de insucesso do tratamento.

- Falha de raiz oculta
- Resistência ineficiente à fuga do fecho retrógrado resultante de um manuseamento inadequado do GIC.
- Cura ineficaz da lesão periapical, resultando no aparecimento de mais lesões.

Não recomendado

- Para os pacientes cujo estado de saúde geral é mau.
- Para as crianças que não estão dispostas a colaborar.
- Quando não existe substância óssea suficiente para o dente que necessita de tratamento.

MATERIAIS PROPOSTOS PARA UTILIZAÇÃO EM CIRURGIA ENDODÔNTICA

1. Ácido super etoxibenzóico.
2. Agregado de trióxido mineral
3. Cimento de ionómero de vidro autopolimerizável.

Requisitos ideais dos materiais de retrofiação na cirurgia endodôntica

1. deve proporcionar uma vedação hermética após o tratamento endodôntico.
2. um material de obturação adequado para a extremidade radicular tem de proporcionar uma vedação apical apertada para evitar a infiltração de bactérias e produtos bacterianos nos canais radiculares
3. os materiais de reenchimento não devem apresentar fugas para evitar a entrada de bactérias.
4.Cohen e burns descreveram uma preparação cavitária ideal como uma cavidade de classe 1 com uma profundidade ideal de 3 mm, com as paredes paralelas...
5. as dificuldades devem ser consideradas, como a anatomia da raiz, a angulação do dente, o acesso ao dente, antes de iniciar qualquer tipo de cirurgia endodôntica.

CARACTERÍSTICAS DO MATERIAL DE RETRO-OBTURAÇÃO PARA CIRURGIA ENDODÔNTICA

1. Cimento de ionómero de vidro autopolimerizável

- Aderência química à dentina, resultando numa boa capacidade de selagem.
- Resistência eficiente a fugas.
- Biocompatibilidade do material com os tecidos apicais.
- Pouca tendência para se dissolver nos fluidos dos tecidos após a presa.

- Facilidade de manuseamento e de inserção devido às suas quantidades condensáveis e auto-polimerizáveis
- Facilidade de polimento, resultando numa melhor ligação com os tecidos peri apicais
- Radio-opacidade.
- Boas propriedades mecânicas
- Baixo custo.

2. Cimento de ácido super etoxibenzóico (Super-EBA)

- O material é dimensionalmente estável e elimina o risco de fratura da raiz por expansão retardada.
- Possui elevada resistência à compressão e à tração
- pH neutro.
- Baixa solubilidade
- É biocompatível com os tecidos periapicais
- Não há tendência para tatuar a gengiva.
- (Alguns investigadores sugerem) uma boa adesão à dentina)
- Resistência a fugas melhorada com o tempo.
- Apresenta uma citotoxicidade mínima

Desvantagens

- Difícil de manusear por um principiante
- Pegajoso e difícil de manter no lugar se não for misturado com uma consistência adequada

Vantagens da alternativa cirúrgica

i Os processos estão sempre completos

ii. Não são necessárias múltiplas consultas e longos acompanhamentos

iii. As fracturas nas marcações do Inter não são um problema.

iv. Alguns desses ápices imaturos estão associados a grandes lesões apicais, geralmente de etiologia pulpar necrótica. No entanto, a apicificação cirúrgica permite a remoção completa da lesão e a sua posterior submissão a um patologista oral para interpretação histológica.

Limitações das técnicas cirúrgicas

1. Não deve ser utilizado em dentes com raízes curtas e com extrema imaturidade apical. A ostectomia e o preparo apical, nesses casos, comprometeriam o suporte e a estabilidade do osso alveolar.
2. Em crianças pequenas que são dentalmente subdesenvolvidas e nas quais tal procedimento cirúrgico pode lacerar um dente em desenvolvimento adjacente, mas, outra extremidade de raiz imatura vital, ou impedir o desenvolvimento do osso alveolar.
3. Jovens adultos ou crianças em idade escolar com problemas de saúde.
4. Doentes que, por uma razão ou outra, não podem ser selecionados.

VEDANTES A UTILIZAR

Ketac Endo (ESPE Ginbh, Seefeld, Alemanha)

- Selante endodôntico de cimento de ionómero de vidro.
- Introduzido por Ray HL, Seltzer S em 1991.
- Biocompatível no osso.
- Apresenta tempos de trabalho e de fixação modificados
- Não encolhe após a colocação.
- Adaptação superior às paredes do canal.
- Opacidade da rádio
- A propriedade de ligação dentinária torna a raiz mais resistente à fratura.
- Anteriormente, apenas era recomendado um único cone de GP quando se utilizava o Ketac - Endo.

Isto também evita o tratamento vertical das raízes associado às técnicas de condensação de guta-percha.

- Altamente resistente à reabsorção pelos fluidos dos tecidos
- Tecnicamente menos exigente na realização de selagens apicais.
- Tem um potencial inerente para proporcionar um selamento apical mais estável.
- O componente ZnO dos cones GP pode quelatar com o ácido poliacrílico e formar pontes salinas.

JOE, Vol.21, julho No. 7, 1995 (Shimon Fried man)

Num estudo clínico com Ketac Endo concluiu.

- Os dentes com canais únicos apresentaram uma taxa de sucesso mais elevada do que os dentes com canais múltiplos.

- A taxa de insucesso em dentes com canais infectados e lesões periapicais resultantes foi quase 3 vezes superior à dos dentes sem lesão.
- Os resultados do tratamento são significativamente mais fracos em dentes sintomáticos.
- O tratamento numa única sessão resultou numa taxa de sucesso 10% mais elevada do que o tratamento em várias sessões.
- Os dentes preenchidos com um cone único ou condensados lateralmente apresentam resultados comparáveis.
- O KE extrudido não é reabsorvido. Torna-se um implante nos tecidos peri apicais, permitindo o crescimento ósseo na sua proximidade imediata sem uma interface de tecido fibroso. Não estimula uma resposta osteoclástica.
- O tipo de restauração e a presença/ausência de um pilar não afectaram significativamente a taxa de sucesso (KE pode ter selado suficientemente o canal mesmo após a colocação do pilar e reforçado as raízes contra o tratamento)

JOE : Vol 23 No. 4 abril 1997 -

- Ausência de ligação química aos cones.
- Superfície do GP alterada - por efeito de gravura
- Mais um fenómeno mecânico/físico

IV. APEXIFICAÇÃO

Razões para a introdução da apexificação

No passado, as técnicas para a gestão do ápice aberto em dentes não vitais limitavam-se à adaptação personalizada do material de preenchimento (16, 17), preenchimentos em pasta (18) e cirurgia apical (19). Vários autores (16, 17) descreveram o uso de cones de guta-percha personalizados, mas isso não é aconselhável, pois a porção apical da raiz é frequentemente mais larga do que a porção coronal, tornando impossível a condensação adequada da guta-percha. Um alargamento suficiente do segmento coronal para tornar o seu diâmetro superior ao da porção apical enfraqueceria significativamente a raiz e aumentaria o risco de fratura. As desvantagens da intervenção cirúrgica incluem a dificuldade de obter o selamento apical necessário no dente jovem sem polpa, com suas paredes finas, frágeis e irregulares no ápice da raiz. Essas paredes podem quebrar-se durante a preparação da retrocavidade ou a condensação do material de preenchimento. O forame largo resulta num grande volume de material de obturação e numa selagem comprometida. A apicoectomia reduz ainda mais o comprimento da raiz, resultando numa relação coroa/raiz muito desfavorável. O sucesso limitado destes procedimentos resultou num interesse significativo no fenómeno do desenvolvimento apical contínuo ou no estabelecimento de uma barreira apical, proposto pela primeira vez na década de 1960 (20, 21).

DIFERENTES MÉTODOS DE APEXIFICAÇÃO

1. Remoção do tecido pulpar necrótico infetado

Moller et al. (23) demonstraram que o tecido pulpar necrótico infetado induz fortes reacções inflamatórias nos tecidos periapicais. Portanto, a remoção do tecido pulpar infetado deve criar um ambiente propício ao fechamento apical sem o uso de medicação. McCormick et al. (24) levantaram a hipótese de que o desbridamento do canal radicular e a remoção do tecido pulpar necrótico e dos microorganismos, juntamente com a diminuição do espaço pulpar, são os factores críticos para a apexificação. Vários autores (25-28) descreveram o fechamento apical sem o uso de medicamentos. Alguns acreditam que a instrumentação pode, de facto, dificultar o desenvolvimento da raiz e que a preparação destes canais deve ser feita com cautela, se for o caso (29). Cooke e Robotham (30) levantam a hipótese de que os remanescentes da bainha epitelial radicular de Hertwig, em condições favoráveis, podem organizar o tecido mesodérmico apical em componentes radiculares. Eles aconselham evitar traumas no tecido ao redor do ápice. Esta teoria é apoiada por Vojinovic (31) e Dylewski (32).

2. Utilização de pastas anti-sépticas ou antibióticas

Muitos dos primeiros trabalhos na área do encerramento apical induzido centraram-se na utilização de pastas anti-sépticas e antibióticas. Vários investigadores (33, 34) demonstraram o encerramento apical utilizando uma pasta anti-séptica como material de preenchimento temporário após o desbridamento do canal radicular e Ball (35) reproduziu com sucesso estes resultados utilizando uma pasta antibiótica. condições para o preenchimento convencional do canal radicular. Rule e Winter utilizaram uma pasta poliantibiótica para fechar o ápice e, nalguns casos, descreveram a continuação do desenvolvimento da raiz.

3. Indução de um coágulo sanguíneo nos tecidos peri-radiculares

Muitas técnicas têm sido sugeridas para a indução do fechamento apical em dentes sem polpa para produzir uma obturação convencional mais favorável do canal radicular.

A maioria destas técnicas envolve a remoção do tecido necrótico, seguida do desbridamento do canal e da colocação de um medicamento.

No entanto, não foi demonstrado de forma conclusiva que um medicamento é necessário para a indução da formação da barreira apical. Nygaard-Ostby levantou a hipótese de que a laceração dos tecidos periapicais até à ocorrência de hemorragia poderia produzir novo tecido vascularizado vital no canal. Ele sugeriu que este tratamento "pode resultar num maior desenvolvimento do ápice" (22).

Ham et al 1972 também relataram o fechamento da extremidade da raiz, por "coágulo sanguíneo induzido". Os tecidos periapicais foram deliberadamente sondados com uma lima até ocorrer hemorragia. O encerramento foi conseguido, mas não tão frequentemente como com o hidróxido de cálcio. Artigo 36 **I.C. Mackie, E.M. Bentley e H.V. Worthington.**

É aceite que, em dentes luxados ou avulsionados com ápices abertos, a revascularização é uma possibilidade. De facto, em condições ideais e com descontaminação química da superfície radicular, é quase previsível. A explicação para esse resultado positivo é que, embora a polpa esteja desvitalizada após a avulsão, ela permanecerá livre de bactérias por algum tempo. A polpa necrótica, mas estéril, actuará como uma matriz na qual um novo tecido pode crescer. Como nos dentes traumatizados a coroa geralmente está intacta, as bactérias levarão muito tempo para avançar para o espaço pulpar. Se, durante esse tempo, o novo tecido vital preencher o espaço do canal, a entrada de bactérias será interrompida.

A regeneração de uma polpa necrótica é considerada possível apenas após a avulsão de um dente permanente imaturo. As vantagens da revascularização da polpa residem na possibilidade de um maior desenvolvimento da raiz e no reforço das paredes dentinárias através da deposição de tecido duro, fortalecendo assim a raiz contra a fratura. Após a reimplantação de um dente imaturo avulsionado, existe um conjunto único de circunstâncias que permite que a regeneração ocorra. O dente jovem tem um ápice aberto e é curto. O que permite que novos tecidos cresçam no espaço pulpar de forma relativamente rápida. A polpa está necrótica, mas normalmente não está infetada, pelo que actuará como uma matriz na qual o tecido pode crescer. Foi demonstrado experimentalmente que a parte apical de uma polpa pode permanecer vital e, após o reimplante, pode proliferar coronalmente, substituindo a porção necrosada da polpa. Além disso, o facto de, na maioria dos casos, a coroa do dente estar intacta garante que a penetração bacteriana no espaço pulpar através de fissuras e defeitos será um processo lento. Assim, a corrida entre o novo tecido e a infeção do espaço pulpar favorece o novo tecido.

No entanto, se fosse possível criar um ambiente semelhante num dente necrótico infetado com periodontite apical, como descrito para o dente avulsionado, a regeneração deveria ocorrer. Assim, se o canal fosse desinfectado de forma eficaz, se fosse criada uma matriz na qual o novo tecido pudesse crescer e se o acesso coronal fosse selado de forma eficaz, a regeneração deveria ocorrer como num dente imaturo avulsionado.

A revascularização ou regeneração do tecido pulpar do dente imaturo necrosado tem sido considerada impossível porque é extremamente difícil desinfetar estes canais. A instrumentação mecânica, um passo importante no tratamento do canal radicular, não pode ser efectuada nestes dentes porque as paredes são muito finas. Assim, a desinfeção depende apenas de irrigantes e medicamentos intra-canal. Tradicionalmente, o hidróxido de cálcio tem sido utilizado como medicação intracanal em procedimentos de apexificação, destruindo tecidos com potencial para se diferenciarem numa nova polpa. Assim, com a terapia com hidróxido de cálcio, não se espera que as paredes do canal radicular sejam espessadas ou reforçadas. Pelo contrário, num estudo recente, foi afirmado que o tratamento com hidróxido de cálcio a longo prazo irá, de facto, enfraquecer o dente e predispô-lo à fratura

Artigo 17.º

Francisco Banchs e Martin Trope 2004

Francisco Banchs e Martin Trope 2004, num relato de caso, descrevem o tratamento de um segundo pré-molar inferior direito imaturo com sinais radiográficos e clínicos de periodontite apical com a presença de um trato sinusal. O canal foi desinfectado sem instrumentação mecânica com o uso de irrigação abundante seguida de uma mistura de antibióticos. Foi então produzido um coágulo sanguíneo ao nível da junção cemento-esmalte (JCE), seguido de uma restauração coronal profunda. Com evidências clínicas e radiográficas de cicatrização logo aos 22 dias, a grande radiolucência tinha desaparecido em 2 meses e, na reavaliação aos 24 meses, era óbvio que as paredes da raiz eram espessas e o desenvolvimento da raiz apical à restauração era semelhante ao dos dentes adjacentes e contra-laterais.

No entanto, no que diz respeito à origem do novo tecido pulpar, os autores não puderam ter a certeza se o tecido vital era polpa. No entanto, com base no facto de a raiz continuar a crescer e de as paredes da raiz parecerem engrossar de forma convencional, é provável que, neste caso particular, o tecido fosse de facto polpa com odontoblastos funcionais. Era possível que algum tecido pulpar tivesse sobrevivido apicalmente, embora a maior parte da polpa estivesse desvitalizada e fortemente infetada. Portanto, apesar de estar presente uma grande lesão apical, é provável que algum tecido pulpar vital e a bainha epitelial radicular de Hertwig tenham permanecido. Quando o canal foi desinfetado e as condições inflamatórias revertidas, esses tecidos poderiam proliferar.

Apexificação de um ápice aberto devido a ressecção

Artigo 35.º

C.M. Sedgley e R. Wagner 2003

Este relatório descreve um caso em que o tratamento ortógrado do canal radicular, o retratamento e a ressecção do ápice radicular não foram bem sucedidos no tratamento de um primeiro molar inferior direito infetado. A radiolucência periapical acabou por desaparecer após o segundo retratamento ortógrado, e o dente permaneceu funcional e assintomático 5 anos após a aburação. A colocação de hidróxido de cálcio intra-canal durante 12 meses promoveu o fecho da extremidade radicular e permitiu a obturação sem extrusão de material para os tecidos periapicais.

FORAM RECOMENDADOS NUMEROSOS PROCEDIMENTOS E MATERIAIS PARA INDUZIR A APEXIFICAÇÃO EM DENTES COM ÁPICES IMATUROS (PROCEDIMENTO DE APEXIFICAÇÃO A LONGO PRAZO).

v. Sem tratamento
vi. Controlo da infeção
vii. Indução de um coágulo de sangue nos tecidos peri-radiculares
viii. Pastas antibióticas.
    Pasta polioantibiótica de inverno
ix. Hidróxido de cálcio misturado com diversos materiais
x. BMP
xi. Gel de colagénio e cálcio.

Barreira apical artificial (que permite a obturação imediata do canal).

i. MTA
ii. $Ca(OH)_2$ pó
iii. Super EBA
iv. Fosfato tricálcico

APEXIFICATION (APICAL CLOSURE INDUCTION)

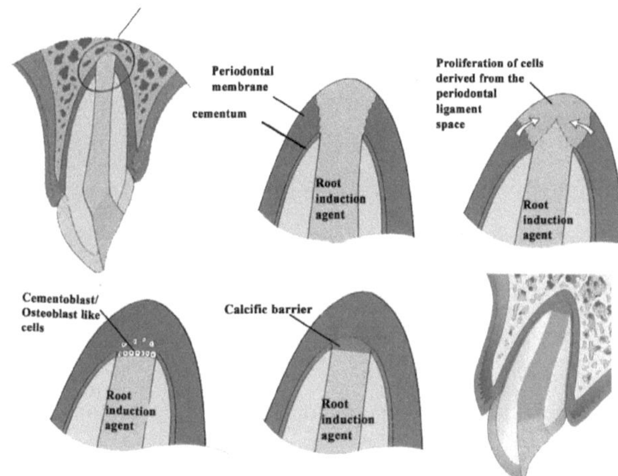

PROCEDURES TO INDUCE APEXIFICATION

i. No treatment
ii. Infection control
iii. Induction of a blood clot in the peri radicular tissues
iv. Antibiotics pastes.
v. Calcium hydroxide mixed with various materials
vi. BMP (Osteogenic protein -1)
vii. Collagen calcium gel.
viii. Mineral trioxide aggregate
ix. Tricalcium phosphate

INHERENT DISADVANTAGES OF $Ca(OH)_2$ APEXIFICATION

1. Variability of treatment time.
2. Unpredictability of apical closure
3. Difficulty to patient follow up.
4. Delayed treatment.

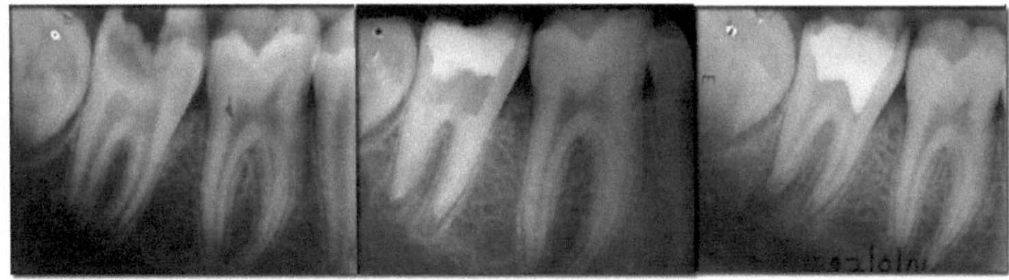

Hidróxido **de cálcio**

Embora uma variedade de materiais tenha sido proposta para a indução da formação de uma barreira apical, o hidróxido de cálcio obteve a maior aceitação. O uso do hidróxido de cálcio foi introduzido pela primeira vez por Kaiser (20) em 1964, que propôs que este material misturado com paraclorofenol canforado (CMCP) induziria a formação de uma barreira calcificada através do ápice. Este procedimento foi popularizado por Frank (21), que enfatizou a importância de reduzir a contaminação no interior do canal radicular através de instrumentação e medicação e de diminuir temporariamente o espaço do canal com uma pasta de selagem reabsorvível.

O hidróxido de cálcio é utilizado porque estimula biologicamente o tecido da mão, é fácil de preparar, qualquer material para além do ápice é rapidamente reabsorvido, é fácil de preparar, qualquer material para além do ápice é rapidamente reabsorvido, tem uma elevada alcalinidade.

O hidróxido de cálcio é um pó branco finamente moído que tem pouca ou nenhuma solubilidade. Tem de ser misturado com outra substância para chegar à zona apical da raiz em concentrações que se mantenham constantes e que não enfraqueçam as suas propriedades terapêuticas. Geralmente, a pasta deve conter a maior quantidade possível de hidróxido de cálcio, independentemente do veículo utilizado. As pastas hidroscópicas reabsorvem mais rapidamente do que as pastas de base oleosa.

O hidróxido de cálcio não é facilmente visualizado na radiografia quando bem condensado no canal radicular, podendo atingir o nível radiopaco da dentina. A adição de um elemento de maior peso molecular que o cálcio permitirá uma melhor visualização da pasta. Podem ser adicionados iodofórmio, sulfato de bário ou estrôncio.

TIPOS DE produtos $Ca(OH)_2$ UTILIZADOS PARA A APEXIFICAÇÃO

- Produtos preparados

- Produtos disponíveis no mercado

Produtos preparados

Pastas alcalinas

São constituídos principalmente por hidróxido de cálcio em forma de pasta misturado com substâncias radiopacas e/ou medicamentos

As pastas alcalinas não endurecem. São rapidamente reabsorvidas na zona periapical e no interior do canal radicular. A velocidade de reabsorção é indiretamente proporcional ao diâmetro do canal radicular e inversamente proporcional à densidade da pasta, à sua condensação e ao veículo utilizado. Pode ser utilizada isoladamente ou em combinação com cones de material de obturação sólido. Atualmente, este tipo de materiais de obturação tem um carácter temporário, sendo utilizado apenas até se atingir a apexificação. As pastas alcalinas mais frequentemente utilizadas são as seguintes.

Maisto capurro paste

Hidróxido de cálcio e iodofórmio em partes iguais com água destilada ou uma solução a 5% de metilcelulose

Pequenos cilindros de hidróxido de cálcio e iodofórmio implantados no tecido subcutâneo do rato foram reabsorvidos ao mesmo ritmo que os cilindros contendo apenas hidróxido de cálcio (Maisto e Masruffo 1964)

O hidróxido de cálcio é eliminado muito mais lentamente do que o iodofórmio, mas este facto não é visível na radiografia porque parece ser eliminado ao mesmo tempo que o iodofórmio.
Estas pastas são rapidamente reabsorvidas na região periapical. O tempo médio de reabsorção é de 1 a 10 dias por cada milímetro quadrado de superfície de materiais sobreobturados, como se pode ver na radiografia.

Frank's Paste : Hidróxido de cálcio e paraclorofenol canforado

As propriedades irritantes do paraclorofenol canforado foram estudadas por muitos autores que são da opinião de que este material provoca uma reação inflamatória grave na aplicação inicial. No entanto, Frank (1966), Steiner et al (1968), Van Hassel (1970) e Stevart (1975) utilizaram este material para a obturação de canais radiculares de dentes com ápices subdesenvolvidos.
O facto de esta pasta ser bem tolerada pelo tecido periapical adjacente sem qualquer inflamação e com deposição de **osteodentina foi demonstrado histologicamente** por Dyleskly em 1971 Souza,na sua investigação experimental em 1976,demonstrou que a adição de paraclorofenol canforado não alterou a capacidade do hidróxido de cálcio induzir a formação de tecido calcificado.É possível que o paraclorofenol canforado esteja absorto e conferindo-lhe ação irritante.
Frank afirmou que o paraclorofenol canforado é uma substância oleosa que retarda a reabsorção da pasta e garante que a pasta permanecerá nas zonas de aplicação durante mais tempo.

Hidróxido de cálcio e paraclorofenol canforado (CMCP)
Vários estudos (32, 36, 37) relataram um elevado nível de sucesso clínico com a utilização de hidróxido de cálcio em combinação com CMCP.

A pasta de Leonardo

Hidróxido de cálcio, sulfato de bário, resina e polietilenoglicol
Leonardo chamou a esta pasta, "hidróxido de cálcio n.º 9" que é utilizado

1. como penso entre visitas em casos de biopulpetomia
2. Para proteger os tecidos vitais apicais e pericapicais na a\obturação dos canais radiculares.
3. Como obturação temporária em casos de apexificação incompleta para induzir a mineralização e permitir a formação de novo cemento.

Leonardo : hidróxido de cálcio 2 gramas
Sulfato de bário 1grama
Colofónia 0,05gms
Polietilenoglicol 4000 1.75gms

Outras combinações são

2. Hidróxido de cálcio e cresatina

Klein e Levy (38) e outros (39, 40) descreveram a indução bem sucedida de uma barreira apical usando hidróxido de cálcio e Cresatin (Premier Dental Products). A Cresatina demonstrou ter um potencial inflamatório mínimo como medicamento para o canal radicular (41) e ser significativamente menos tóxica do que o CMCP (42).

3. Hidróxido de cálcio e soro fisiológico/água esterilizada/água destilada

Para reduzir ainda mais o potencial de citotoxicidade, a utilização de hidróxido de cálcio misturado com soro fisiológico (43), água esterilizada (44, 45) ou água destilada (46) foi investigada com sucesso clínico semelhante.

A obturação com uma pasta higroscópica tem as suas desvantagens, uma vez que não desliza facilmente ao longo de todo o comprimento do canal. Pelo contrário, a consistência compacta e a pouca mobilidade da pasta dão a sensação de que o canal radicular está totalmente obturado, quando na realidade a parte apical do canal está livre de pasta. Por este motivo, é preferível que o veículo do hidróxido de cálcio seja oleoso.

Produtos disponíveis no mercado

1.Reogan Rapid

Reogan Rapid contém hidróxido de cálcio, sulfato de bário, óxido de cálcio, óxido de magnésio, caseína e água destilada.

2.Pulpdent

Heithersay (47, 48) e outros (49, 50) utilizaram o hidróxido de cálcio em combinação com metilcelulose (Pulpdent Corporation, Watertown, MA, EUA). O Pulpdent tem a vantagem de ter uma solubilidade reduzida nos fluidos dos tecidos e uma consistência física firme (51).

Pulpdent (consiste apenas em hidróxido de cálcio, metilcelulose e sulfato de bário

3. calasept

Ghose et al., obtiveram uma elevada taxa de sucesso de 96% utilizando Calasept para tratar dentes que se tinham tornado não vitais após fracturas complicadas da coroa

Artigo 29 Mackie IC, Hill FJ, Worthington HV:

Uma vez que em 1989 se verificou que o Reogran Rapid deixaria de ser comercializado no Reino Unido **Mackie IC, Hill FJ, Worthington HV**, foi decidido comparar uma outra pasta de hidróxido de cálcio patenteada, Hypocal, com o stock remanescente de Reeogan Rapid. Foi conseguido um fecho apical bem sucedido em todos os dentes. No entanto, as diferenças no tempo médio para atingir o encerramento apical não foram estatisticamente significativas, mas mostraram uma tendência a favor de um tempo mais curto e menos visitas para o encerramento apical nos dentes tratados com Hypo-cal.

$Ca(OH)_2$ PROCEDIMENTO DE APEXIFICAÇÃO

1. Medição da abertura apical

2. Preparação da cavidade de acesso

I.C. Mackie, E.M. Bentley e H.V. Worthington recomendam a preparação de uma cavidade de acesso que seja suficientemente grande para permitir a instrumentação das paredes da câmara pulpar e do canal largo, mas que não enfraqueça excessivamente a coroa do dente

Artigo 36º I.C. Mackie, E.M. Bentley e H.V. Worthington.

3. Estabelecer um comprimento de trabalho

Devido à forma irregular de muitos dentes incompletamente formados, pode não ser possível efetuar a determinação do comprimento com o mesmo grau de precisão que é possível em dentes completamente formados.

De acordo com **Robert J Oswald Henry j Van Hassel**, uma vez que as paredes do canal na região apical podem ser finas como papel, existe provavelmente alguma vantagem em estabelecer um comprimento de trabalho de aproximadamente 2 mm coronal ao bordo mais apical da raiz. Ao trabalhar a este nível ligeiramente coronal, existe uma menor probabilidade de a estrutura apical fina da raiz ser rasgada pelas limas. Ao restringir a limagem ao interior do canal radicular, existe também uma menor probabilidade de danificar o tecido periapical que pode ainda ter o potencial de participar no desenvolvimento posterior da raiz, pelo que se pode formar uma estrutura radicular adicional apicalmente ao nível em que o hidróxido de cálcio foi colocado.

54. Robert J Oswald Henry j Van Hassel

4. Instrumentar o canal

São recomendadas limas de grandes dimensões. A instrumentação nestes casos pode ser considerada como o aplainamento de todas as paredes do canal sem uma tentativa de aumentar o tamanho do canal. Em particular, é difícil desbridar adequadamente as porções labial e lingual do canal, uma vez que, como referido anteriormente, as câmaras pulpares na porção apical destas raízes são frequentemente muito mais largas labio-lingualmente do que numa dimensão mesio-distal.

De acordo com **Robert J Oswald Henry j Van Hassel**, para contactar todas as superfícies do canal, é necessário colocar uma curvatura na lima.

3. Métodos de controlo da infeção no canal

De acordo com **Mackie IC, Hill FJ, Worthington HV**, se a infeção estava presente, como indicado pelo pus no canal radicular, esta foi controlada com uma pasta poliantibiótica que foi introduzida usando o enchimento do canal radicular Lentulospiral para preencher o canal. A cavidade de acesso foi selada com um pledget de algodão e cimento de óxido de zinco eugenol. Quando a infeção era aguda, o primeiro penso era mudado após 48 horas, os pensos subsequentes de pasta polioantibiótica eram substituídos em intervalos semanais até a infeção estar controlada, sendo necessário um máximo de três antes de iniciar o tratamento com pasta de hidróxido de cálcio.

Artigo 29 Mackie IC, Hill FJ, Worthington HV:

Artigo 36º I.C. Mackie, E.M. Bentley e H.V. Worthington.

4. Métodos de introdução de pastas de $Ca(OH)_2$ no canal

Técnica de Webbers - utilização de um suporte de amálgama e de obturações endodônticas

Técnica da pistola de brincar por Krell & Madison

Lentulospiral a muito baixa velocidade

Compactador Mc Spadden

Seringa descartável com uma agulha grossa

Alargadores rodados no sentido contrário ao dos ponteiros do relógio

A seringa de Leonardo

Artigo 36.º

I.C. Mackie, E.M. Bentley e H.V. Worthington.

A pasta de hidróxido de cálcio foi introduzida no canal seco utilizando o dispensador de agulhas fornecido. Isto permitiu que a pasta fosse bem injectada no canal radicular, com a agulha a ser lentamente retirada à medida que o material era injetado. Utilizou-se então uma espiral de enchimento do canal radicular para assegurar que a pasta preenchia o canal radicular até ao comprimento total de trabalho (ou seja, 1 mm antes do ápice radiográfico). Se necessário, foi injetado mais hidróxido de cálcio no canal e, quando o canal estava completamente cheio, foi utilizado um pedaço de algodão para comprimir suavemente a pasta antes de selar a cavidade de acesso com um cimento de óxido de zinco/eugenol.

54. Robert J Oswald Henry j Van Hassel

A obturação das pastas de $Ca(OH)_2$ no canal pode ser efectuada movendo a pasta para dentro do canal apical com um obturador comprido que pode ser introduzido até 2 a 3 mm do comprimento de trabalho sem prender em nenhuma das paredes do canal. Embora os obturadores funcionem bem, alguns operadores preferem compactar a pasta no local com as extremidades de pontas de papel de grandes dimensões.

Em seguida, coloca-se uma grande bola de algodão seco sobre o consultório do canal e efectua-se uma condensação adicional com um tampão grande.

5. Momento da alteração da cobertura de $Ca(OH)_2$ curativo

Existe controvérsia quanto à frequência com que o penso de hidróxido de cálcio deve ser mudado.

Chawla (71) sugere que é suficiente colocar a pasta apenas uma vez e esperar por evidências radiográficas de formação de barreira, enquanto Chosack et al. (72) descobriram que, após a obturação radicular inicial com hidróxido de cálcio, não havia nada a ganhar com a obturação radicular repetida mensalmente ou após 3 meses. Os defensores de uma única aplicação afirmam que o hidróxido de cálcio só é necessário para iniciar a reação de cicatrização e, portanto, não se justificam aplicações repetidas.

Artigo 29 Mackie IC, Hill FJ, Worthington HV:

O primeiro penso de hidróxido de cálcio foi substituído ao fim de um mês. Os pensos subsequentes foram mudados a cada 3 meses até se formar uma barreira calcária no ápice

Alguns autores (73, 74) propõem que o hidróxido de cálcio deve ser substituído apenas quando os sintomas se desenvolvem ou o material parece ter saído do canal quando visto radiograficamente.

Abbot (75) salienta que não se pode confiar nas radiografias para determinar a quantidade de hidróxido de cálcio remanescente no canal ou para demonstrar se a barreira está completa ou não. Ele conclui que a substituição regular do curativo tem uma série de vantagens. Ela permite a avaliação clínica da formação da barreira e pode aumentar a velocidade de formação da ponte (). Abbot (75) sugere que o momento ideal para substituir um curativo depende do estágio do tratamento e do tamanho da abertura do forame. Isso deve ser avaliado para cada dente individualmente em cada estágio de desenvolvimento.

54. Robert J Oswald Henry j Van Hassel

Desde que o paciente permaneça assintomático, a primeira consulta programada deve ser efectuada aproximadamente aos 6 meses. Nessa altura, é efectuada uma radiografia, para além de se fazer uma avaliação clínica da mobilidade, da sensibilidade à palpação e à percussão e do estado da obturação temporária. A radiografia deve ser examinada para determinar

1. Se tiver ocorrido alguma calcificação na região apical.
2. Se a pasta ainda puder ser vista no canal radicular.

Se o encerramento da extremidade da raiz estiver a ocorrer mas não estiver completo, se a pasta puder ser vista no canal e se a obturação temporária estiver em ação, a pasta não deve ser perturbada. No caso de não se verem sinais de encerramento apical, de a pasta não ser evidente no canal ou de a obturação

provisória se estar a desfazer, o dente deve ser reaberto e os procedimentos de instrumentação e colocação de hidróxido de cálcio devem ser repetidos.
As consultas de revisão devem continuar a ser efectuadas com intervalos de 6 meses até haver boas provas radiográficas de que a extremidade da raiz está fechada

6. Procedimentos para detetar a formação de barreiras

Artigo 36º I.C. Mackie, E.M. Bentley e H.V. Worthington.
Na metodologia utilizada por Ghose et al., imediatamente após a colocação da pasta de hidróxido de cálcio, foi efectuada uma radiografia para garantir que a pasta preenchia completamente o canal e, se houvesse espaços vazios, o penso era repetido. Os pacientes foram então chamados mensalmente e uma radiografia periapical foi tirada para verificar a formação de barreira e se a pasta de hidróxido de cálcio estava a ser absorvida no ápice. Só quando a pasta não era evidente no canal, ou se tinha sido parcialmente absorvida, é que o dente era refeito.

Artigo 29 Mackie IC, Hill FJ, Worthington HV:
Nos dias de hoje, em que existe uma preocupação crescente com a quantidade de radiação a que as crianças estão expostas, a técnica descrita por **Mackie IC, Hill FJ, Worthington HV** reduz ao mínimo o número de radiografias efectuadas, verificando a formação de uma barreira no ápice clinicamente e não radiograficamente
Foi utilizado um procedimento muito preciso para detetar a formação da barreira. Em primeiro lugar, a pasta de hidróxido de cálcio, que não endurecia, foi lavada do canal com uma seringa e agulha descartáveis. Depois de secar o

canal, foi utilizada uma ponta de papel para verificar a extremidade apical do canal quando a presença de um "Stop" resistente e a ausência de hemorragia, exsudados ou sensibilidade indicavam uma formação de barreira bem sucedida.

Artigo 36.º

I.C. Mackie, E.M. Bentley e H.V. Worthington.

A presença de uma barreira foi inicialmente investigada através da utilização de uma ponta de papel fina. Uma barreira calcificada foi sentida como uma paragem definitiva de tecido duro no ápice da raiz. Se fosse localizada uma paragem, era introduzida suavemente uma lima para confirmar que a barreira ocluía completamente o ápice da raiz.

54. Robert J Oswald Henry j Van Hassel

Quando houver evidência radiográfica de fechamento da extremidade da raiz, o dente deve ser isolado e reaberto. O teste final de que a extremidade da raiz está de facto calcificada é feito com a lima #25. Uma vez que, em alguns casos, a ponte estará incompleta, independentemente do aspeto radiográfico. As limas devem estar incompletas, independentemente do aspeto radiográfico. As limas devem ser utilizadas para sondar toda a superfície da ponte calcificada. Se o teste clínico demonstrar um "ponto morto" em todas as áreas, a obturação com guta percha pode ser efectuada. Se, por outro lado, forem encontrados espaços vazios na ponte, deve considerar-se a substituição da pasta de hidróxido de cálcio durante mais 6 meses ou até a ponte estar completa.

MECANISMO DE ACÇÃO DO Ca(OH))$_2$ PARA INDUZIR A FORMAÇÃO DE UMA BARREIRA APICAL SÓLIDA

A contínua absorção/depleção da pasta de Ca(OH)2 do canal radicular sugere que esta é continuamente utilizada na formação da ponte. O mecanismo pelo qual o Ca(OH)2 actua na formação da ponte ainda não é totalmente compreendido.

Número 2 Tarun Walia / Harpinder Singh Chawla e Krishan Gauba

No entanto, Holland descreveu in vivo, um fenómeno em que cristais de carbonato de cálcio eram produzidos por uma reação entre o dióxido de carbono nos tecidos pulpares e o cálcio dos materiais de capeamento.

O pH alcalino e os iões de cálcio podem desempenhar um papel quer separadamente quer em sinergia. O cálcio necessário para a formação da ponte apical vem através da via sistémica, como demonstrado por Sciaky e Pisanty. Pisanty e Sciaky utilizando Ca(OH)2 radiomarcado.

Como os iões de cálcio do penso de hidróxido de cálcio não provêm do hidróxido de cálcio mas da corrente sanguínea (52, 53), o mecanismo de ação do hidróxido de cálcio na indução de uma barreira apical permanece controverso. Alguns dos mecanismos postulados dos efeitos osteocondutores do $Ca(OH)_2$ são os seguintes:

1. A presença de uma concentração elevada de cálcio aumenta a atividade da pirofosfatase dependente do cálcio

Mitchell e Shankwalker (54) estudaram o potencial osteogénico do hidróxido de cálcio quando implantado no tecido conjuntivo de ratos. Concluíram que o hidróxido de cálcio tinha um potencial único para induzir a formação de osso heterotópico nesta situação. De 11 outros materiais utilizados em estudos comparativos, apenas o gesso de Paris (sulfato de cálcio hemihidratado) e o hidróxido de magnésio demonstraram qualquer potencial osteogénico.

Heithersay (47, 48, 51) postulou que o hidróxido de cálcio pode atuar aumentando a concentração de cálcio no esfíncter pré-capilar, reduzindo o fluxo plasmático. Além disso, o ião cálcio pode afetar a enzima pirofosfatase, que está envolvida na síntese de colagénio. A estimulação desta enzima pode facilitar os mecanismos de reparação.

2. Efeito direto nos tecidos moles apicais e periapicais

Holland et al. (55) demonstraram que a reação dos tecidos periapicais ao hidróxido de cálcio é semelhante à do tecido pulpar. O hidróxido de cálcio produz uma necrose de várias camadas com mineralização subjacente. Schroder e Granath (56) postularam que a camada de necrose firme gera uma irritação de baixo grau do tecido subjacente suficiente para produzir uma matriz que se mineraliza. O cálcio é atraído para a área e a mineralização da matriz colagénica recém-formada é iniciada a partir dos focos calcificados.

Schroder e Granath mostraram que os iões OH induziram o desenvolvimento de uma camada necrótica superficial que actua como uma superfície à qual as células pulpares se fixam, levando à formação de pontes.

Número 2 Tarun Walia / Harpinder Singh Chawla e Krishan Gauba

3. pH elevado, que pode ativar a atividade da fosfatase alcalina

Parece que o pH elevado do hidróxido de cálcio é um fator importante na sua capacidade de induzir a formação de tecido duro. Javelet et al (57) compararam a capacidade do hidróxido de cálcio (pH 11,8) e do cloreto de cálcio (pH 4,4) para induzir a formação de uma barreira de tecido duro em dentes de macaco imaturos sem polpa. A reparação periapical e a formação da barreira apical ocorreram mais rapidamente na presença de hidróxido de cálcio.

4. Atividade **antibacteriana**

Foi demonstrado que a formação da barreira apical é mais bem sucedida na ausência de microrganismos (58) e a eficácia antibacteriana do hidróxido de cálcio foi estabelecida). A atividade antimicrobiana está relacionada com a libertação de iões hidroxilo, que são altamente oxidantes e apresentam uma reatividade extrema. Estes iões causam danos na membrana citoplasmática bacteriana, desnaturação de proteínas e danos no ADN bacteriano.

MECANISMO DE ACÇÃO DO Ca(OH))$_2$ PARA ALÉM DO ÁPICE EM CASOS COM LESÕES PERIAPICAIS

Como é que o hidróxido de cálcio é reabsorvido

Outro aspeto do hidróxido de cálcio que merece ser comentado é a reabsorção deste material no interior do canal radicular.

Vários autores, como Sparagberg (1967), Tsushima (1970), Yamada (1970) e Holland (19770), aconselham que a reabsorção do hidróxido de cálcio está de acordo com a lesão causada ao tecido apical pelos instrumentos endodônticos ou pela obturação excessiva.

Holand 91977) demonstrou em dentes de cães que, quando as pastas são grosseiramente preenchidas em excesso, os dentes são reabsorvidos a diferentes níveis no interior do canal radicular, o que não acontece quando a obturação não é preenchida em excesso.

De acordo com Strindberg (1956), a eliminação da pasta de enchimento é facilitada pela ação fagocítica e/ou pela dissolução do material de enchimento pelos fluidos dos tecidos.

A reabsorção só seria possível com a redução do pH pela dissolução do material nos fluidos teciduais.

Maisto e Erasquin (1965) foram da opinião de que os macrófagos e os leucócitos polimorfonucleares podem participar na reabsorção de material no interior do canal radicular.

(Megha Gugnani Mandeep S. Grewal)[60] acreditava que o hidróxido de cálcio pode ser reabsorvido até o ápice estar fechado com tecido conjuntivo calcificado, após o que a reabsorção não será possível. A colocação do MTA e do hidróxido de cálcio é uma tarefa difícil nos tecidos periapicais.

NATUREZA E ORIGEM DAS CÉLULAS QUE PARTICIPAM NO PROCESSO DE APEXIFICAÇÃO

Tem havido diferenças consideráveis de opinião quanto à natureza e origem das células que participam no processo de apexificação

I. Células precursoras mesenquimais ou pluripotentes na região periapical (bainha epitelial radicular de Hertwig)

Nevins A J et al 1978.

Herthersay G S 1970

Piekoff MD1976

II. Células do saco dentário que rodeiam o ápice (e conservam o seu código genético) Klein e Levy 1974.

III. Os tecidos duros provêm de 2 fontes

1. Atividade odontogénica das células residuais da polpa. (Mais prevalentes e mais produtivas).
2. Tecido conjuntivo - as células podem ser de origem mesenquimal ou fibroblástica (com a possibilidade de terem mantido o seu padrão genético pré-determinado para formar cementoblastos).

Torneck e colegas de trabalho (1970, 1973)

IV. Células pluripotentes localizadas no tecido ósseo (e que estas células não são necessariamente específicas da região periapical). Ohara PK, Torabinejad M

V. Bainha epitelial radicular de Hertwig

TIPOS DE OBTURAÇÃO DE CANAIS

1. 4 tipos de Frank (Frank A. L.)
2. Tratamento de apexificação de Cathey 5th tipo de encerramento do canal (Gerald M. Cathey)

O desenvolvimento apical continua com o crescimento do dente. De acordo com os estudos efectuados por Alfred Frank, os tipos de maturação podem ser os seguintes

a. O ápice mantém a sua forma de caixote do lixo, mas é fechado por uma ponte calcária de paredes finas.
b. O ápice mantém a sua forma de bacamarte e a ponte de tecido calcificado forma-se por baixo.
c. A maturação apical produz-se sem que o canal radicular altere a sua forma
d. O ápice desenvolve-se normalmente.

4 padrões de fecho após a apexificação por Frank

1. Desenvolvimento apical contínuo com uma recessão definitiva, embora mínima, do canal radicular.
2. Desenvolvimento apical contínuo sem qualquer alteração no espaço do canal radicular (**apexificação em cúpula**) JOE : 1996. No.12.
3. Ponte calcária fina, formação no ápice sem desenvolvimento apical.
4. Falta de desenvolvimento apical com uma ponte calcificada apenas coronal ao ápice.

5th tipo de encerramento do canal (tratamento de apexificação de Cathey)

5. Desenvolvimento apical contínuo com ponte calcificada apenas coronal ao ápice.

(Quando a polpa apical pode ser retida numa condição vital, a extremidade da raiz e o canal geralmente assumem um tamanho e forma relativamente normais. No entanto, quando a polpa não é completamente vital, a extremidade da raiz desenvolve-se numa condição curta e pluniforme, enquanto o canal permanece bastante largo quando são empregues procedimentos de apexificação).

TYPES OF APICAL CLOSURE (by Frank,1966)

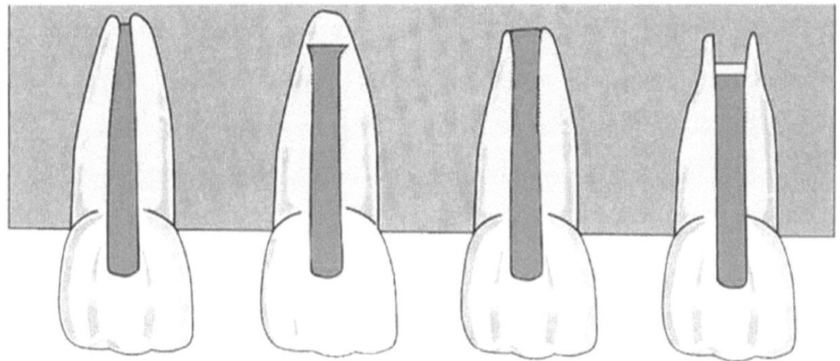

Artigo 33º Howard S. Selden (2002)

Embora a forma radiográfica do "Cap" calcificado induzido pela apexificação seja variável. O fecho mais frequentemente observado parece ser uma ponte horizontal que abrange as pontas do ápice alargado (tipo 3).

Howard S. Selden (2002) demonstrou, num caso interessante, a ocorrência rara de um padrão de obturação do tipo 1 que se assemelhava morfologicamente à formação de uma extremidade radicular normal num cúspide inferior esquerdo de um homem de 12 anos de idade, utilizando pasta de Ca(OH)2 que foi mudada apenas uma vez por ano durante 2 anos.

A formação inesperada de um vértice maduro serviu para demonstrar a sua possibilidade, mas não a sua previsibilidade.

O sucesso do tratamento ocorreu com apenas duas aplicações de pasta de Ca(OH)2 com um intervalo de 1 ano, enquanto o protocolo amplamente aceite recomendava a mudança da pasta a cada 3 a 6 meses.

A barreira de tecido duro foi descrita por Ghose et al. (65) como uma

Tampa

ponte

cunha encravada

NATUREZA DAS DEPOSIÇÕES APICAIS INDUZIDAS

1. Cimento
2. Osso
3. Osteocemento
4. Osteodentina
5. Cementoide

Ghose et al. (65) descreveram a barreira de tecido duro como sendo composta por cemento, dentina, osso ou "osteodentina" (32). Esta osteodentina parece ser formada por tecido conjuntivo nos ápices, na medida em que a bainha epitelial de Hertwig não é vista. Torneck et al. (66) relataram que um material semelhante a um osso foi depositado nas paredes internas do canal, enquanto Steiner e Van Hassel (67) demonstraram o fechamento apical pela formação de uma ponte calcária que satisfazia os critérios histológicos usuais para identificação como cemento. O estudo das secções seriadas deu a impressão de que a formação de cemento procede da periferia do ápice original em direção ao centro em círculos concêntricos decrescentes. A microscopia eletrónica de varrimento e a análise histológica da barreira apical (70) demonstraram que a superfície exterior da ponte se estendia de forma "semelhante a uma tampa" sobre o ápice da raiz, exibindo uma topografia irregular com reentrâncias e convexidades. As secções histológicas mostraram camadas distintas. A camada exterior parecia ser composta por um tecido denso semelhante ao cemento acelular. Esta envolvia uma mistura mais central de tecido conjuntivo fibrocolagénico denso irregular contendo material estranho com fragmentos irregulares de calcificações altamente mineralizadas.

CONSISTÊNCIA DA NOVA FORMAÇÃO APICAL

Número 2 Tarun Walia / Harpinder Singh Chawla e Krishan Gauba

Existem pontos de vista contraditórios relativamente às estruturas da ponte calcificada. De acordo com uma escola de pensamento, a ponte é uma estrutura sólida, constituída predominantemente por tecido cementóide, enquanto outros são da opinião de que a ponte é porosa com inclusões de tecido conjuntivo solto no meio.

Num caso clínico apresentado por **Tarun Walia / Harpinder Singh Chawla e Krishan Gauba**, verificou-se que, após o encerramento apical, o selante (ZnOE) utilizado juntamente com guta percha para obturação tinha extrudido para além da ponte. Os autores concluíram que, se a ponte calcificada fosse uma estrutura sólida, o selante não poderia ter entrado no periápice. A ponte formada é, portanto, uma estrutura porosa.

Configuração do queijo suíço (não sólido)

Apesar da evidência radiográfica e clínica da formação completa da ponte apical, o exame histológico revela que a barreira é porosa (

55. Enrique Basrani

Em muitos casos, existe um ligeiro enchimento excessivo com o selante que confirma a observação histológica de que a ponte de tecido mineralizado não está completa. Mas, nalguns casos, apresenta um aspeto de peneira em lâminas microscópicas.

TEMPO MÉDIO DE FORMAÇÃO DA BARREIRA APICAL

Os estudos variam na avaliação do tempo necessário para a formação da barreira apical na apexificação com hidróxido de cálcio.

Numa revisão de dez estudos, Sheehy e Roberts (79), relataram um tempo médio para a formação da barreira apical variando de 5 a 20 meses. Finucane e Kinirons (78) analisaram 44 incisivos imaturos não vitais submetidos a apexificação com hidróxido de cálcio e descobriram que o tempo médio para a formação da barreira foi de 34,2 semanas (intervalo de 13-67 semanas).

FACTORES QUE INFLUENCIAM O TEMPO NECESSÁRIO PARA A FORMAÇÃO DA BARREIRA APICAL E A CICATRIZAÇÃO

1. **Largura apical**

De acordo com Finucane e Kinirons (78), uma barreira formou-se mais rapidamente em casos com uma largura apical inicial mais estreita.

Número 2

Tarun Walia / Harpinder Singh Chawla e Krishan Gauba Tamanho do forame apical no início do tratamento - Os dentes com ápices de diâmetro inferior a 2 mm têm tempos de tratamento significativamente mais curtos

Artigo 36.º

I.C. Mackie, E.M. Bentley e H.V. Worthington.

Os ápices radiculares com 2 mm de diâmetro ou menos levaram uma média geométrica de 6,2 meses para fechar. Isto contrasta com os ápices com mais de 2 mm de diâmetro, que demoraram 11 meses a fechar, um aumento significativo. Uma vez que seria necessário menos material calcificado para ocluir um ápice estreito em comparação com um ápice largo, seria de esperar que o primeiro necessitasse de um período de tratamento mais curto. Este facto foi confirmado pelos resultados do presente estudo, mas contrasta com os de Ghose et al. que não conseguiram demonstrar uma relação semelhante.

2. **Idade**

De acordo com Finucane e Kinirons (78), a idade pode estar inversamente relacionada com o tempo necessário para a formação da barreira apical. Num estudo, os doentes com 11 anos ou mais tiveram tempos de tratamento significativamente mais curtos (76). Outros, no entanto, refutam este achado (80, 81).

Número 2

Tarun Walia / Harpinder Singh Chawla e Krishan Gauba

Verificou-se que as crianças mais velhas com ápice estreito e aberto tinham um tempo de tratamento mais curto do que as crianças mais novas (NS); A ponte calcificada formada após a apexificação é uma estrutura porosa.

Idade - Pode estar inversamente relacionada com o tempo de ABF. Uma vez que seria necessário menos material calcificado para ocluir um ápice estreito em comparação com um ápice largo, é compreensível que o primeiro necessitasse de um período mais curto para a apexificação. No estudo realizado por Mackie, os pacientes com 11 anos ou mais tiveram tempos de tratamento significativamente mais curtos. Também no presente estudo, o tempo médio necessário para a ABF no grupo etário mais jovem (7 a 11 anos) foi de 7,0 meses, enquanto no grupo etário mais velho (12 a 16 anos), foi de 5,0 meses.

Artigo 36.º

I.C. Mackie, E.M. Bentley e H.V. Worthington. Houve diferenças significativas no tempo necessário para alcançar o fechamento apical entre os três grupos etários; 6-8 anos, 9-10 anos e 11-15 anos. Também foram encontradas diferenças significativas entre os tempos para alcançar o fechamento e a largura do ápice. Não se registaram diferenças significativas entre os tempos de encerramento em função do sexo do paciente, da forma do ápice ou da presença/ausência de radiolucência periapical.

3. Infeção / radiolucência periapical

Cvek (73) relatou que a infeção e/ou a presença de uma radiolucência periapical no início do tratamento aumenta o tempo necessário para a formação da barreira, mas outros estudos não indicam qualquer relação entre a infeção pré-tratamento e a radiolucência periapical e o tempo de formação da barreira (65, 76, 80, 81).

Número 2

Tarun Walia / Harpinder Singh Chawla e Krishan Gauba

Os dentes sem infeção periapical mostraram algum crescimento radicular e o fecho do ápice foi mais rápido do que os dentes com infeção periapical ($p<0,001$).

Infeção - Alguns estudos relataram que a presença de lucência radio periapical no início do tratamento aumenta o tempo de formação da barreira, enquanto outros não. No presente estudo, os primeiros não o fizeram. No presente estudo, o primeiro é verdadeiro. Nos dentes sem infeção periapical, o tempo médio necessário para o fechamento apical foi de 4,9 meses, enquanto que nos dentes com radiolucência periapical, o valor correspondente foi de 8,5 meses. A presença de infeção periapical também determina o número de curativos necessários para a apicificação.

Artigo 36.º

I.C. Mackie, E.M. Bentley e H.V. Worthington.

. Foi também interessante notar que a presença de uma radiolucência periapical não afectou o tempo necessário para o tratamento. Este facto está de acordo com Ghose et al., mas em contraste com Cvek e Sundstrom.

4. Sintomas dolorosos entre consultas

Kleier e Barr (80) verificaram que, na presença de sintomas, o tempo necessário para o encerramento apical foi prolongado em cerca de 5 meses, para uma média de 15,9 meses.

Número 2

Tarun Walia / Harpinder Singh Chawla e Krishan Gauba

Sintomas dolorosos entre consultas - Podem atrasar o tempo necessário para a cicatrização apical.

5. Frequência dos pensos de $Ca(OH)_2$ curativos

De acordo com Finucane e Kinirons, o indicador mais forte da rápida formação de uma barreira foi a taxa de variação do hidróxido de cálcio

Número 2

Tarun Walia / Harpinder Singh Chawla e Krishan Gauba

Frequência dos pensos de Ca(OH)2 - não existe um censo sobre a frequência com que o Ca(OH)2 deve ser mudado para induzir a cicatrização apical. No presente estudo, a pasta de hidróxido de cálcio foi substituída, se tivesse reabsorvido no terço apical do canal radicular, até que a formação da barreira apical estivesse completa

6. Evidência de reabsorção externa

7. Tipo de lesões

8. Método de deteção da barreira apical

Artigo 29.o

Mackie IC, Hill FJ, Worthington HV:

Os tempos médios para atingir o encerramento apical de 6,8 e 5,1 meses são consideravelmente menores do que os relatados por Mackie et al de 10,3 meses. A razão para isso é provavelmente uma mudança no método utilizado para detetar a barreira. Mackie et al utilizaram uma lima fina para verificar se a barreira apical ocluía completamente o forame apical e, se fosse detectada alguma pequena deficiência, o dente era refeito por um período adicional de três meses. No presente estudo, foi utilizada uma ponta de papel em vez de uma lima, o que pode não ter detectado pequenas deficiências na barreira. No entanto, esta mudança de método provou ser aceitável, uma vez que nenhuma das obturações radiculares finais parecia radiograficamente ter violado ou quebrado a barreira

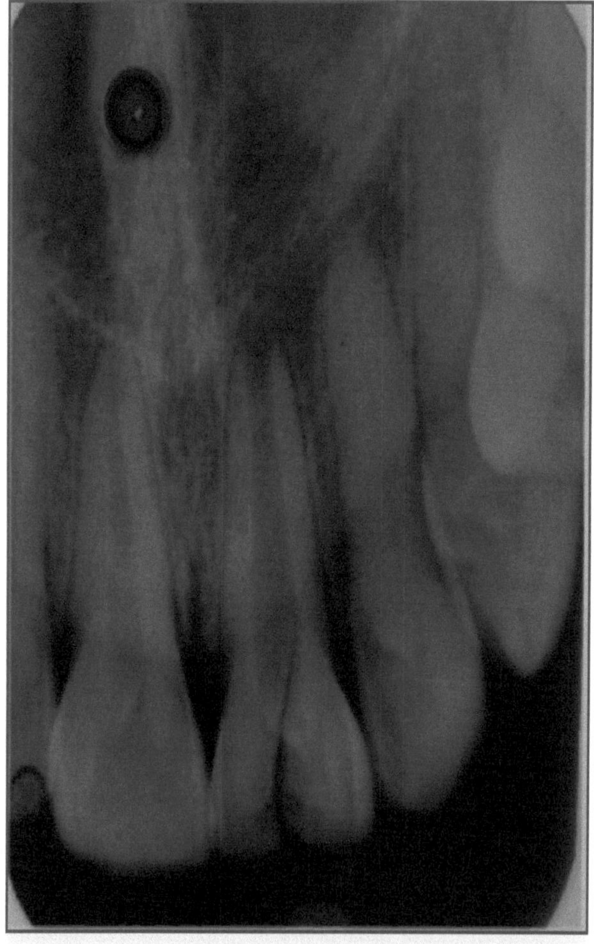

FIGURE 2: Pre-operative radiograph showing wide open apex and fracture line extension in the cervical region with 21

Tratamento

A colocação de pilares e núcleos para a reabilitação intra-articular da prótese de dente e coroa foi concebida
após a apexificação com White ProRoot MTA (Maillfer, Dentsply, Suíça). Foi obtido o consentimento formal (Radhika Gupta, Aditya Patel)[62]
após a descrição da estratégia de tratamento ao paciente. A abertura do acesso foi efectuada na primeira visita
utilizando uma "broca de acesso endo #1 (Dentsply, Pennsylvania, US)" sob um dique de borracha

TAXAS DE SUCESSO

Numa revisão de 10 estudos, Sheehy e Roberts (79) referiram que a utilização de hidróxido de cálcio para a formação da barreira apical foi bem sucedida em 74-100% dos casos, independentemente da marca comercial utilizada. Eles ressaltam que o acompanhamento é necessário e as informações sobre os resultados a longo prazo são limitadas. Podem ocorrer problemas como a reinfeção e a fratura da raiz cervical.

Número 2

Tarun Walia / Harpinder Singh Chawla e Krishan Gauba

Foi efectuado um estudo retrospetivo em 15 dentes incisivos imaturos não vitais utilizando a pasta Ca(OH)2 Pulpdent. Obteve-se uma taxa de sucesso de 100 por cento no prazo de um ano.

A formação de uma barreira apical em todos os quinze dentes prova a eficácia da pasta Pulpdent nos procedimentos de apexificação. A maioria dos estudos relatou uma alta taxa de sucesso usando diferentes pastas de Ca(OH)2 para apexificação. Heithersay utilizou Ca(OH)2 e metilcelulose em 21 dentes e conseguiu o fechamento apical em 90% dos dentes no intervalo de tempo de 14 a 75 meses.

Chawla tratou 26 dentes não vitais utilizando a pasta Reogen Rapid e a taxa de sucesso foi de 100%, com 35% dos dentes a apresentarem encerramento apical em doze meses e 65% dos dentes em seis meses

Thater utilizou a pasta Pulpdent em 34 dentes, mas obteve uma taxa de sucesso inferior de 74% em comparação com os 100% do nosso estudo. No entanto, Kleier obteve uma taxa de sucesso de 100 por cento, tal como no presente estudo, utilizando a pasta Pulpdent em 48 dentes num período de 1 a 30 meses.

Mackie utilizou Reogen Rapid e Hypocal em 19 dentes cada um para o encerramento apical e obteve 100% de sucesso utilizando ambas as marcas, com um período médio de 6,8 meses para Reogen Rapid e 5,1 meses para Hypocal, respetivamente.

Artigo 36.º

I.C. Mackie, E.M. Bentley e H.V. Worthington.

O fecho bem sucedido do ápice da raiz foi conseguido em 108 dos 112 incisivos, representando uma taxa de sucesso de 96%. Três das quatro falhas ocorreram em dentes replantados, enquanto o outro foi deslocado do seu alvéolo.

FACTORES QUE INFLUENCIAM AS TAXAS DE SUCESSO

1. **Tipo de traumatismo**
2. **Idade**
3. **Presença de fratura radicular horizontal/vertical**

DESVANTAGENS INERENTES DA APEXIFICAÇÃO CONVENCIONAL DE Ca(OH)2

1. **Conformidade do doente**

São iniciados mais casos de apexificação do que concluídos. Os pacientes ou os pais perdem o interesse num procedimento tão moroso e com várias consultas.

2. **Fratura antes da conclusão do tratamento**

Embora as fracturas da coroa e da raiz sejam um acontecimento imprevisível, ocorrem ocasionalmente nestes incisivos imaturos de canal largo com paredes radiculares.

3. **Dentistas de referência**

Os dentistas que encaminham os casos geralmente não gostam da ideia de esperar quase 1 ano para ter o caso de volta no seu consultório.

4. **Inconveniência de múltiplas consultas no cenário do jovem adulto**

Nestes casos, um dente descolorido é normalmente o motivador. Normalmente, é após o diagnóstico inicial efectuado pelo dentista que os pacientes tomam conhecimento da sua imaturidade apical e da sua relação com a descoloração. No entanto, as múltiplas consultas que o procedimento de apexificação implica. A verdadeira queixa principal deste grupo de jovens adultos, que é a melhoria rápida da estética, é ocultada.

5. **A avaliação exacta do prognóstico é por vezes impossível**

Um incisivo com uma fratura radicular oculta pode ser tratado de forma imprudente e dispendiosa através da apexificação, antes de se detetar a verdadeira natureza do problema. Esta é uma possibilidade sempre presente em dentes imaturos, geralmente desvitalizados por trauma.

6. Gestão dos doentes

Os problemas de comportamento dos doentes jovens são difíceis de gerir e, por vezes, agravados por múltiplas consultas.

7. Economia

Depois de contabilizar o custo de várias consultas, mais o tempo de ausência do trabalho no caso de um adulto, é evidente que a apexificação é uma proposta cara e demorada.

Desvantagens inerentes ao $Ca(OH)_2$ apexificação

1. Variabilidade do tempo de tratamento.
2. Imprevisibilidade do fecho apical
3. Dificuldade de acompanhamento dos doentes.
4. Tratamento tardio.

AGREGADO **DE TRIÓXIDO MINERAL**

Embora o hidróxido de cálcio tenha sido o material de eleição para a apexificação, vários autores trabalharam com outros materiais. Nos anos 70, foi manifestado interesse na utilização de fosfato tricálcico para a indução da formação da barreira apical, com algum sucesso (82, 83). Nevins et al. (84) relataram resultados favoráveis utilizando gel de colagénio-fosfato de cálcio. Recentemente, o interesse centrou-se na utilização do agregado de trióxido mineral (MTA) para a apexificação. Este material foi introduzido pela primeira vez em 1993 e recebeu a aprovação da Food and Drug Administration (FDA) em 1998. O MTA é um pó constituído por partículas hidrofílicas finas de silicato tricálcico, óxido tricálcico e óxido de silicato. Tem baixa solubilidade e uma radiopacidade que é ligeiramente superior à da dentina (85). Este material tem demonstrado boa selabilidade e biocompatibilidade (86, 87). O MTA tem um pH de 12,5 após a presa, que é semelhante ao pH do hidróxido de cálcio, tendo sido sugerido que este facto pode conferir algumas propriedades antimicrobianas (88). Tem sido utilizado tanto em aplicações cirúrgicas como não cirúrgicas, incluindo obturações de extremidades de raízes (86, 87, 89), tampões pulpares diretos (90), reparações de perfurações em raízes (91) ou furcações (92, 93) e apexificação (94, 95). Shababhang et al. (94) compararam a eficácia da proteína osteogénica-1 e do MTA com a do hidróxido de cálcio na formação de tecido duro em raízes imaturas de cães. Concluíram que o MTA produziu a formação de tecido duro apical com consistência significativamente maior. A diferença na quantidade de tecido duro formado entre os três materiais testados não foi estatisticamente significativa.

PROTEÍNAS MORFOGÉNICAS ÓSSEAS

Utilizado para promover a formação óssea

Proteína osteogénica - 1 (OP-1)

Utilizações

- Para induzir a formação óssea
- Utilizar como agente de capeamento da pasta.
- Indução da extremidade da raiz.
- acredita-se que atrai e recruta fagócitos mononucleares para locais ectópicos de formação óssea.
- Estimula a proliferação de células mesenquimatosas que subsequentemente se diferenciam em linhagens osteogénicas.
- A BMP purificada é altamente solúvel in vivo e, por conseguinte, para a formação de tecido duro, é utilizada com um transportador - principalmente um transportador de colagénio (o transportador de matriz de colagénio é reabsorvido lentamente durante um período de 3 semanas quando implantado no osso, o que permite a libertação gradual da BMP) (a taxa de reabsorção pode ser mais lenta quando colocada dentro dos limites do canal radicular).
- A OP-1 induziu a formação de tecido duro apical com a mesma frequência que a observada no hidróxido de cálcio, mas em maiores quantidades (semelhante ao MTA)

Enquanto o objetivo da apexificação é estimular a formação de uma barreira apical, na crença de que a formação contínua de raízes não pode ocorrer, há uma série de relatos de desenvolvimento apical contínuo, apesar de uma polpa necrótica (109, 110). Yang et al. (111) relataram um caso em que a formação da barreira apical foi acompanhada por uma raiz separada de crescimento disto-apical. A avaliação histológica revelou tecido duro imaturo misturado com hidróxido de cálcio, tecido conjuntivo e osso apicalmente no canal radicular original. Na parte separada recém-formada da raiz, tecido pulpar, odontoblastos, predentina, cemento e um forame apical puderam ser identificados. Selden (112) também descreveu um caso em que o resultado morfológico se assemelhava muito à formação de uma raiz normal. Foi sugerido que, para que ocorra um desenvolvimento radicular contínuo, a área de cicatrização calcificada não deve estender-se à bainha radicular de Hertwig ou aos odontoblastos na área apical (113).

V. APEXIFICAÇÃO **NUMA VISITA**

A indução da cicatrização apical, independentemente do material utilizado, demora pelo menos 3-4 meses e requer várias consultas. A adesão do doente a este regime pode ser fraca e muitos não regressam às consultas agendadas. O selamento temporário pode falhar, resultando em reinfeção e prolongamento ou fracasso do tratamento. A importância do selamento coronal na prevenção do insucesso endodôntico está bem estabelecida (). Por estas razões, tem sido sugerida a apicificação numa única visita. Morse et al. (99) definem a apexificação de uma visita como a condensação não cirúrgica de um material biocompatível na extremidade apical do canal radicular. O objetivo é estabelecer uma paragem apical que permita a obturação imediata do canal radicular. Não existe qualquer tentativa de encerramento da extremidade radicular. Em vez disso, é criado um batente apical artificial. Foram propostos vários materiais para este fim, incluindo fosfato tricálcico (100, 101), hidróxido de cálcio (100, 102), osso liofilizado (103) e dentina liofilizada (104). Foram registados resultados favoráveis. Recentemente, houve uma série de relatórios descrevendo o uso de MTA na apexificação de uma visita. Witherspoon e Ham (105) descrevem uma técnica que utiliza o MTA. Afirmam que o MTA proporciona um suporte para a formação de tecido duro e o potencial de um melhor selamento biológico. Concluem que esta técnica é uma opção viável para o tratamento de dentes imaturos com polpas necróticas e deve ser considerada como uma alternativa efectiva à apexificação com hidróxido de cálcio. Steinig, Regan e Gutmann (106) consideram que a importância desta técnica reside no facto de a limpeza e modelação do sistema de canais radiculares ser expedita, seguida do seu selamento apical com um material que favorece a regeneração. Além disso, o potencial de fracturas de dentes imaturos com raízes finas é reduzido, uma vez que um núcleo colado pode ser colocado imediatamente dentro do canal radicular. Vários autores (95, 107, 108) relataram sucesso clínico usando MTA para apexificação numa visita.

ONE-STEP APEXIFICATION
(ARTIFICIAL BARRIERS)

Non surgical (orthograde)

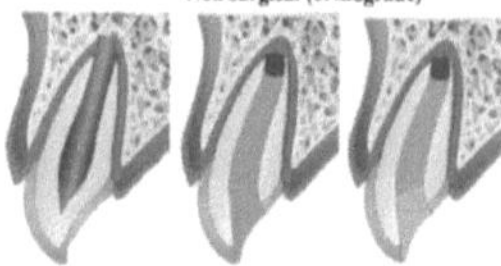

i. Mineral trioxide aggregate
ii. Ca(OH)2 powder
iii. Glass ionomer cement
iv. Tricalcium phosphate
v. Resorbable ceramic
vi. Freeze-dried cortical bone/dentin
vii. Dentinal shavings

Surgical (retrograde)

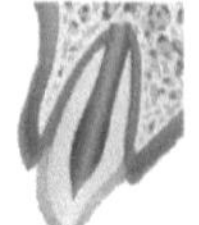

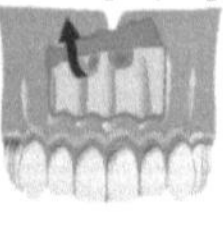

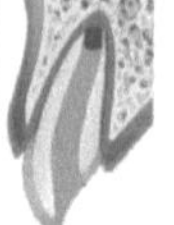

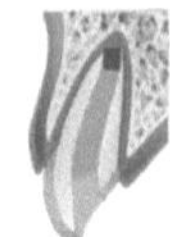

i. Amalgam
ii. Super EBA
iii.Glass ionomer cement
iv. Mineral trioxide aggregate

Indication
- Presence of large chronic apical lesions
- Failure of apexification

Advantages
- Rapidity of treatment
- Immediate suppression of periapical lesions
- Efficient, reliable apical barrier
- Can detect the presence of fracture

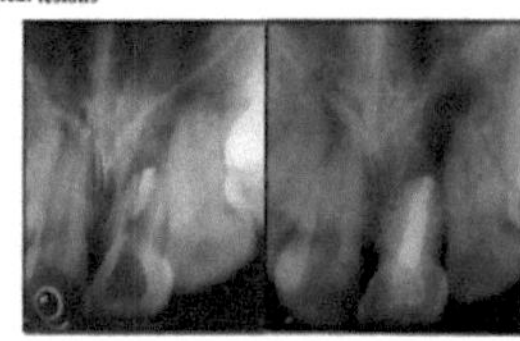

Restauração dentária após apexificação

Embora o tratamento do ápice imaturo seja controlável, as paredes dentinárias finas, particularmente na área cervical, apresentam um problema clínico. Caso ocorra uma segunda lesão, os dentes com paredes dentinárias finas são mais susceptíveis a fracturas que podem torná-los não restauráveis. Foi relatado que cerca de 30% destes dentes irão fraturar durante ou após o tratamento endodôntico. Consequentemente, alguns clínicos questionaram a conveniência do procedimento de apexificação e optaram por procedimentos de tratamento mais radicais, incluindo a extração, seguida de procedimentos de restauração dispendiosos, como implantes dentários e uma prótese parcial fixa.

Devido às paredes dentinárias finas, existe uma elevada incidência de fracturas radiculares nos dentes após a apexificação. Os esforços de restauração devem ser direcionados para o fortalecimento da raiz imatura. Vários estudos demonstraram que o uso das mais recentes técnicas de ligação à dentina pode aumentar significativamente a resistência à fratura destes dentes para níveis próximos aos dos dentes intactos (114). Goldberg et al. (115) demonstraram recentemente o efeito de reforço de um ionómero de vidro de resina na restauração de raízes imaturas. O risco de fratura da raiz durante a apexificação é uma preocupação, mas durante este período é essencial que o acesso à porção apical do canal seja preservado. Katebzadeh et al. (116) descreveram uma técnica na qual o acesso é restaurado com uma restauração de compósito. Um pino de polimerização transparente é inserido no compósito macio e polimerizado. O pilar é então removido deixando um canal patente para a substituição do hidróxido de cálcio e subsequente obturação do canal.

Artigo 12.º

Nooshin Katebzadeh, B. Clark Dalton e Martin Trope 1998

Estudos recentes demonstraram que as resinas de ligação intracoronária com ataque ácido podem fortalecer internamente os dentes tratados endodonticamente e aumentar a sua resistência à fratura. De facto, os mais recentes sistemas de ligação à dentina podem reforçar os dentes tratados endodonticamente para níveis próximos dos dos dentes intactos. Esta técnica tem sido sugerida como um método de restauração para fortalecer os dentes contra a fratura após a apexificação. Como o procedimento de apexificação leva até 18 meses para ser concluído, essas fraturas podem ocorrer durante o tratamento ativo, antes da obturação do canal. Rabie et al sugeriram uma técnica de condicionamento ácido modificada para fortalecer o dente durante o procedimento de apexificação. Atualmente, não existem dados que comprovem a vantagem clínica desta técnica de reforço.

GESTÃO DE OUTROS PROBLEMAS ASSOCIADOS AO ÁPICE IMATURO

Paredes dentinárias finas

Sem fratura

- reabilitação intrarradicular

cimento de ionómero de vidro

composto

Com fratura

- tratamento não cirúrgico

hidróxido de cálcio

reabilitação intrarradicular

agregado de trióxido mineral

- gestão cirúrgica

cimento de ionómero de vidro

agregado de trióxido mineral

- Extração em casos não tratáveis

Lesões periapicais frequentes

- Tratamento não cirúrgico

  hidróxido de cálcio

  medicamentos intracanais

- Tratamento cirúrgico

Fracturas da coroa

- Coroas totais com / sem pilar e núcleos

Descoloração em casos de longa duração

- Branqueamento pós-endodôntico
- Coroas totais com / sem pilar e núcleos

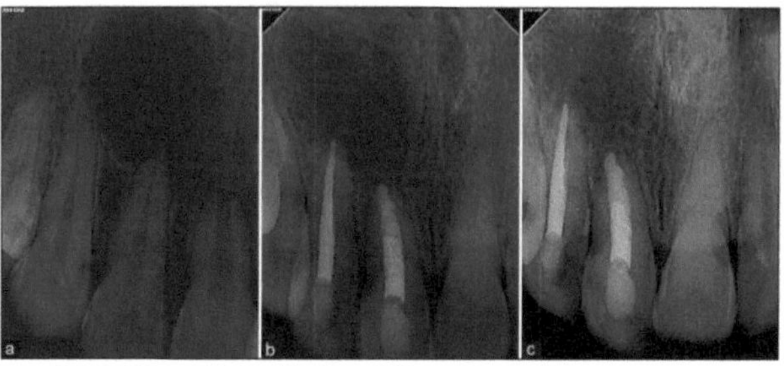

Figure 1: (a) Preoperative radiograph, (b) immediately after obturation, and (c) 1-year follow up radiograph

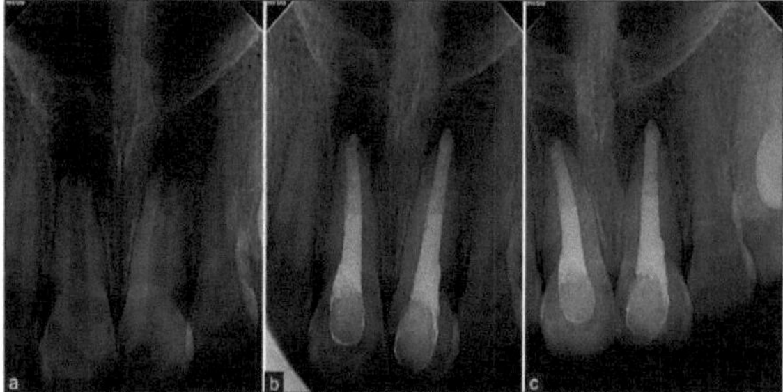

Figure 2: (a) Preoperative radiograph, (b) immediately after obturation, and (c) 6-month follow up radiograph

A abertura do acesso endodôntico foi efectuada após a aplicação do dique de borracha. O comprimento de trabalho foi avaliado radiograficamente. A preparação biomecânica foi efectuada utilizando limas K manuais (Dentsply Maillefer, Ballaigues, Suíça) para o dente 12 de uma forma "step back". Depois de completar a preparação apical até 40 sem lima K manual (Dentsply Maillefer), o resto do canal foi alargado utilizando limas progressivamente maiores para obter uma forma cónica do canal. As paredes do canal radicular foram limpas suavemente no incisivo central maxilar direito. Foi efectuada uma irrigação abundante com NaOCl a 1% utilizando uma -agulha Max--iProbe de 30 G -(Dentsply- Rinn, Elgin, IL, EUA) durante o tratamento. O canal radicular foi seco com pontas de papel (Dentsply/

Tulsa Dental, Tulsa, OK, EUA). De seguida, os canais radiculares foram desinfectados com -laser de díodo de 940 nm -(Epic 10 Diode Laser; Biolase Inc., EUA) aplicado com o comprimento de onda de 940 nm, potência de saída de 2,5 W em modo de onda contínua, -duração de pulso de 10 m -s e intervalo de pulso de -10 m -s. O laser foi irradiado nos canais a uma profundidade de 1 mm inferior ao comprimento real do canal radicular, utilizando uma fibra ótica com um diâmetro de 200 µm. O hidróxido de cálcio (Dento Kem, Faridabad, Índia) foi misturado com soro fisiológico para obter uma consistência cremosa e foi colocado no canal. A cavidade de acesso foi selada com um material de restauração provisório, Cavit (3M, Espe, Saint Paul, MN, EUA). Uma semana depois, o penso de hidróxido de cálcio foi removido e a irrigação foi efectuada com NaOCl a 1% e EDTA líquido a 17% Smear Clear (SybronEndo, CA, EUA). O canal radicular foi então seco com pontas de papel estéril, seguido da colocação de -fibrina plaquetária -(PRF) no tecido periapical com a ajuda de um obturador endodôntico no dente 11. O ProRoot MTA (Dentsply) da -cor do dente foi preparado de acordo com as instruções do fabricante. O MTA foi aplicado na porção apical do canal utilizando um obturador calibrado. A colocação do MTA foi avaliada radiograficamente; ilustrou a obturação adequada do terço apical do canal radicular. Um algodão esterilizado humedecido com água foi colocado sobre o material no interior do canal radicular e a cavidade de acesso foi selada temporariamente. O incisivo lateral superior direito foi obturado utilizando a técnica de condensação lateral a frio com guta percha e o selante AH Plus (Dentsply Maillefer, Konstanz, Alemanha). O paciente foi chamado de volta após 1 semana para exame clínico e radiográfico. O preenchimento com guta percha foi efectuado com Obtura (Obtura/Spartan, Fenton, MO, EUA) no incisivo central superior direito e a cavidade de acesso foi selada com resina composta [Figura 1b]. O paciente foi submetido a sete sessões de LLLT (940 nm, 50 mW, emissão contínua; Epic 10 Diode Laser, Biolase Inc.). A irradiação transcutânea foi efectuada à volta dos ápices dos dentes envolvidos, em quatro pontos equidistantes entre si, à volta da lesão periapical, durante 9 s, com um total de 16 J/cm2 em cada sessão. A aplicação foi repetida a cada 48 horas durante 15 dias. O acompanhamento clínico -ao fim de um ano mostrou que o doente estava a funcionar bem, sem qualquer problema clínico relatável. A radiografia mostrou a cicatrização completa da radiolucência periapical

Conclusões

Devem ser feitos todos os esforços para atingir o fecho geneticamente programado do forame que permanece aberto devido à morte precoce da polpa. Isto pode ser conseguido através da apexificação, um método para recarregar o potencial de crescimento e restaurar o crescimento da raiz e o fecho do forame

A apexificação com hidróxido de cálcio continua a ser a técnica mais utilizada para o tratamento de dentes necróticos com ápices imaturos. As taxas de sucesso são elevadas. No entanto, as técnicas de apexificação numa só visita constituem uma opção de tratamento alternativa nestes casos. São necessários ensaios clínicos prospectivos que comparem estas técnicas alternativas.

Assim, como pode ser visto acima, a obturação bem-sucedida de um dente não vital incompletamente desenvolvido constitui apenas uma parte do tratamento para esses dentes. A reabilitação completa desses dentes requer que todos os outros problemas associados sejam levados em consideração ao formular um plano de tratamento.

Os lasers de díodo foram utilizados com sucesso a baixo nível para induzir uma cicatrização mais rápida da lesão periapical associada a casos de ápice aberto. Por conseguinte, recomenda-se que os lasers sejam utilizados em estudos futuros para avaliar e confirmar as suas propriedades bioestimuladoras.

BIBLIOGRAFIA

1. Raymond T. Webber, DCNA Vol.28, No.4, outubro de 1984. Apexogénese versus apexificação.
2. Tarun Walia, Harpinder Singh Shawla. J. Clin. Pediatr. Dent. 25(1):51-56, 2000. Tratamento de ápices muito abertos em dentes permanentes não vitais com pasta de Ca(OH)2.
3. Leonardo MR, Silva LAB, Utrilla LS, Leonardo RT. Endo. Dent.Traumatol 1993:9:25-30. Efeito de curativos intra-canal no reparo e na formação de ponte apical em dentes com formação radicular incompleta.
4. Utilização de hidróxido de cálcio para formação de barreira apical e cicatrização em dentes permanentes imaturos não vitais: uma revisão. E.C. Sheehing & G.J. Roberts BDJ: 1997:183:241-246.
5. Apexificação de dentes decíduos: uma opção de tratamento Mada Dimentel Winz Almeida. J. Clin. Odontopediatria. 26(4):351-356, 2002.
6. Cicatrização apical tardia após tratamento de apexificação de um dente imaturo não vital: relato de um caso capurro M, Zmener O, Endo. Dent. Traumatol 1999:15:244-246.
7. Um estudo comparativo da indução de extremidades radiculares utilizando proteína osteogénica - 1, hidróxido de cálcio e agregado de trióxido mineral em cães. Shahrokh Shabahang, M. Torobinejad, JOE Vol.25, No.1 Jan. 1999.
8. A utilização do MTA em dentes com polpas necróticas e ápices abertos. Giuliani V, Baccetti T, Dent. Traumatol 2002; 18:217-221.
9. Tratamento de um incisivo imaturo não vital com agregado de trióxido mineral (MTA). Maroto M, Barkeriate Endo. Dent. Traumatol 2003:19:16-169.

10. MTA para obturação de incisivos centrais inferiores com ápices abertos; relato de caso. Mikako Hayashi, JOE 2004 (Fev.) Vol. 30, No.2, 120-122.
11. Dentes imaturos infectados tratados com tratamentos endodônticos cirúrgicos e técnica de reforço radicular com cimento de ionómero de vidro. Jean - Pierre Duprez, Dominique Bouvier. Endo Dent. Traumatol 2004, 20:233-240.
12. Reforço de dentes imaturos durante e após a apexificação. Nooshin Katezadeh et al JOE 1998. Vol. 24, No.4, 256-259.
13. Efeito reforçador de um ionómero de vidro resinoso na restauração de raízes imaturas in vitro. Goldberg F, Kaplan A, Dent. Traumatol, 2002: 18L70-72.
14. Apexificação num passo sem hidróxido de cálcio Henry Harbert JOE 1996. Vol. 22, No. 12, 690-692.
15. Estudo clínico utilizando o gel de colagénio zyplast no tratamento endodôntico. Alan Neuins, Paul Crespi. JOE Set. 1998, Vol.24, No.9, 610-613.
16. Encerramento apical de uma raiz imatura após curetagem apical. Ohara PK, Trobinejad M, Endo Dent. Traumatol 1992:8:134-137.
17. Revascularização de dentes permanentes imaturos com periodontite apical: novo protocolo de tratamento. Francisco Branchs & M. Trope, JOE 2004, Abr. Vol. 30 No. 4.
18. Um método de adaptação de guta percha master cons para obturação de casos de ápice aberto usando calor. N.P. Kerezondis, IEJ 199, 32:53-60.
19. Retenção de hidróxido de cálcio em canais radiculares largos com ápices alargados. Metzger Z, Solomon OV M, Endo Dent. Traumatol 2001;17:86-92.

20. Retratamento endodôntico: uma abordagem racional à terapia não cirúrgica dos canais radiculares de dentes imaturos. Mandel E, Endo Dent. Traumatol 1996:12:246-253.

21. Diretrizes Clínicas Nacionais do Reino Unido em Dentisteria Pediátrica. Iain C. Mackic, Int. Jrnl. Of Paediatric Dentistry 1998:8:289-293.

22. Um guia clínico para o tratamento endodôntico de dentes permanentes imaturos não vitais. I.C. Machic, F.J. Hill BDJ, 1999:186:54-58.

23. Prognóstico de incisivos superiores não vitais luxados tratados com hidróxido de cálcio e preenchidos com guta percha. Um estudo clínico retro-específico. Miomir Cvek. Endo Dent. Traumatol 1992; 8:45-55.

24. Apexificação: revisão da literatura. Donald R. Morse, James O'Larmic, Cervil Yesilsory Quint. Int. 1990:21:589-598.

25. Um estudo de dentes apexificados endodonticamente kleier DJ, Barr ES. Endo Dent. Traumatol, 1991:7:112-117.

26. O tratamento de dentes imaturos não vitais com hidróxido de cálcio - pasta de água esterilizada: dois relatos de casos Gamze Erdogan. Quint Int. 1997:28:681-686.

27. Apexigénese experimental em babuínos. S. Das, A.K. Das, R.A. Murphy, Endo Dent. Traumatol 1997:13:31-35.

28. Continuação da formação de raízes após tratamento de apexificação. Yang S.F., Yang 2-P, Chang K-W, Endod. Dent. Traumatol 1990:6:232-235.

29. Comparação de duas pastas de hidróxido de cálcio utilizadas no tratamento endodôntico de dentes incisivos imaturos não vitais. I.C. Mackie, F.J. Hill, HV Worthington, Endod. Dent. Traumatol: 1994:10:88-90.

30. Reparação periapical e encerramento apical de um dente sem polpa utilizando hidróxido de cálcio. Mehmet Kemal Caliskan, Murat Turkun. Cirurgia Oral. Medicina Oral. Oral Pathol. Oral Radiol Endod. 1997:84:683-7.

31. Reparação apical cirúrgica com cimento super - EBA. Um tratamento alternativo de uma visita para a apexificação. José G. Wisconitch, Gustano J. Wisconitch. JOE, 1995:21:43-46.

32. Incisivos permanentes imaturos não vitais factores que podem influenciar o resultado do tratamento Finucane D, Kinirons MJ. Endod. Dent. Traumatologia 1999:15:273-277

33. Apexificação: um caso interessante Howard S selden JOE : 2002:28:44-45

34. Maturogenose É um novo conceito? Rebecca Weisleder ,Clandia R benitex JOE 2003 : 29:796-778

35. Retratamento ortógrado e apexificação após tratamento endodôntico mal sucedido Retratamento e apicetomia C.M.Sedgley R Wagner IEJ 2003:36:780-786

36. O fecho de ápices abertos em dentes incisivos imaturos não vitais I.C.Mackie:E.M.Bentley H.V.Worthington BDJ 1988:165:169

37. Cicatrização perirradicular e fechamento apical de um dente não vital na presença de contaminação bacteriana IEJ 1992,25;307-311
J.L.Gutmann LRG Fana

38. Apexificação de ápices imaturos de dentes anteriores sem polpa. Dentes anteriores com hidróxido de cálcio Leonara J Ghose,Virgin S baghdady Ban Y.M. JOE1987:13(6) 285-290

39. Uma alternativa à apexificação

James W.Schumacher Richard E Rutles JOE 1993;19(10):529-530

40. Aplicação de Ca-p-glicerofosfato para formação de barreira apical artificial. Yoshiniko Hayashi, Meguni Imai JOE 1995;21(4);205-207

41. O hidróxido de cálcio como barreira apical John A Weisenseel , M Lamar Hicks George B Peller JOE 1987,13(1):1-5

42. Uma investigação sobre a medição do comprimento de trabalho de dentes incisivos imaturos que requerem tratamento endodôntico em crianças F.J.Baggett,I.C.mackie HIV Worthington BDJ 1996;181:96-98

43. Raiz e indução
C.S Gollagher A.P.Mourino JADA 1979,98:578-580

44. Apexificação de um dente não vital através do controlo da infeção S.Das JADA 1980,100;880-881

45. Síndrome de celulite alveolar pilar aguda V encerramento apical de imamture dentária por controlo de infeção. Relato de caso e uma possível etiologia imunológica microbiana.
Robert J Matersow,cirurgia oral.Oral Med,Oral pathol,1991:71:737-42

46. Apexificação do recurso
Mary Rafter Endodontic dental traumatology 2005 21(1):1

47. O encerramento de ápices abertos em dentes incisivos imaturos não vitais - Carta ao Editor BDJ 2018:420-421

48. Estudo histológico e histomorfométrico quantitativo da apexificação de incisivos permanentes não vitais de macaco após repetidas obturações radiculares com uma pasta de hidróxido de cálcio
Chosack A, Sela J, Cleaton Jones P, endod dent traumatol 2019;13:211-217

49. Reparação de perfurações e procedimentos de apexificação num passo
Samuel I Kratchman Dent clin N Anver (2004):48:2091-307

50. Revascularização de dentes traumatizados avaliada por laser Doppler flowmetry: relato de caso Measons SV Trope M Endod Dent Traumatol 1997:13:24-30

51. Extrusão cirúrgica de incisivos permanentes imaturos intruídos, relato de caso e revisão da literatura Mehmet Kehnal caliskar Murat Gonnel Murat Turkun Izmir
Cirurgia oral Oral Med Oral Pathol Oral radiol Endod 1998;86;461-4
52. Microscopia eletrónica de varrimento e análise histológica de um tampão de apexificação Um caso clínico
Lynne a Baladassari Cruz,Ricahrd E walton Williams T Johnson Oral Surg Oral Med Oral Pathol Oral radiol
Edodo 1998;86:465-8
53. Apexificação e apexogénese
Marshall C Inglaterra JR
Walton & Torabenejad pg 371-384
54. Obturação radicular com hidróxido de cálcio
Robert J Oswald Henry j Van Hassel Pg 162-171

55. Tratamento de dentes feridos com polpas necróticas e desenvolvimento apical incompleto Pg 113-128

56. Atividade antimicrobiana dos cimentos dentários de Ca (OH)2. Um estudo in vitro Jean Jacques Morrier,Genevieve Benay Chrystel Hartmann,Odile Barsotti JOE 2017;29(1) 51-54

57. O hidróxido de cálcio a longo prazo como penso do canal radicular pode aumentar o risco de fratura radicular/e reasen JO Farik B,Munksgarrd EC Dent traumatol 2021;18:134-137

58. PANDEY SR, RANJAN M. Clinical practice guidelines in the management of open apex cases. Revista Internacional de Investigação Farmacêutica (09752366). 2020 Jan 1;12(1).

59. Nadgouda M, Patel A, Chandak M, Sedani S, Sarangi S. O tratamento do ápice aberto utilizando um material bioativo: Um relato de caso. Cureus. 2022 May 29;16(5).

60. Gupta R, Patel A, Nikhade PP, Chandak M, Ikhar A. Tratamento de um dente fracturado da classe IV de Ellis com um ápice aberto: relato de um caso. Cureus. 2024 Sep;14(9).

61. Gugnani M, Grewal MS, Setya G, Singla M. Gestão do Ápice Aberto sob Microscópio: A Case Series. Jornal Indiano de Ciências e Cuidados de Saúde. 2020;7(1):24-8.

62. Yadav S, Nawal RR, Talwar S, Verma M. Low-level laser therapy for management of large periapical lesions associated with open apex cases. Jornal Indiano de Investigação Dentária. 2020 Mar 1;31(2):334-6.

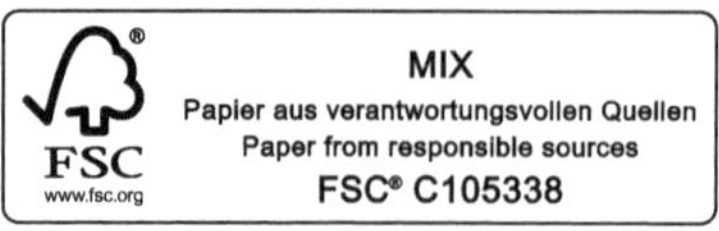

Printed by Books on Demand GmbH, Norderstedt / Germany